JN088723

ゲーム・ネットの世界から離れられない子どもたち

子どもが社会から孤立しないために

吉川 徹 著
愛知県医療療育総合センター
中央病院子どものこころ科部長

子どもの
こころの
発達を知る
シリーズ

10

合同出版

シリーズ「子どものこころの発達を知るシリーズ」は、まずは親、教師、地域の保健福祉の担当者、そしてプライマリケアを担う小児科医をはじめとする子どもの心の健康を身近で支え、子どもの心の諸問題に最初に関わることになる大人たちに、精神疾患やその関連領域の問題に関するバランスのよい情報を提供する目的で企画されました。

本シリーズは、疾患や問題の概念を現在世に流れているような誤解や偏見から解き放ち、正しく中立的な概念をわかりやすく提供し、定義、診断、治療・支援、予後など、それらの全体像を知ってもらう手助けとなることを目指します。

とりわけ身近な大人たちが、自分に何ができるか、何をなすべきかについて考え始めるきっかけとなるようなシリーズになったら素晴らしいと思っています。

シリーズ監修者　齊藤万比古

はじめに

この本を書き始めるにあたって、私がこれまでインターネットやスマートフォン、ゲームなどとどんな付き合い方をしてきたか、自己紹介から始めたいと思います。それを皆さんにお伝えしないで書き進めるのは不誠実だと思うからです。

また、ネットやゲームの領域は、１９７０年代以降、あまりにも急速に技術が進歩し、今も変化し続けているので、子どものこころにどんな影響が出るか、まだまだ研究が追いついていません。さまざまな実証的研究データに基づいて、研究者が一致して認めている「定説」がまだあまりないのです。

その上、今後、世界がどのように変わっていくかということについては、それを予測する研究もないし、それがわかっている専門家もいないのです。

未来予測をともなう見解の表明は、エビデンスに基づくことを基本原理としている医学がもっとも苦手とすることの一つです。

これからネットやゲームをテーマに何かを書こうとすると、「自分はこう思う」「自分はこう感じている」「自分はこう予測している」、さらには「自分はこんな世界になることを望んでいる」というように、「書き手自身」から離れることがとても難しいのです。

まわりくどい言い訳になりましたが、自己紹介を兼ねて、児童精神科の医師になった私が、これまでネットやゲームとどのように付き合ってきたかという「自分史」から書き始めたいと思います。これは決して、自分が好きなゲームのことを書きたくて書きたくてしょうがない、ということではありません。本当です、嘘じゃないです、信じてください。

私のゲームとの出会いは、小学校低学年の頃に買ってもらった、任天堂の「ブロック崩し」（1977年発売）でした。ゲーム機をテレビに繋いでブロックを崩していく遊びに熱中しました。その後、父が買ってきてくれたゲームウオッチや学研の携帯型ゲームPack Monster（なぜかパックマンにそっくり）で遊んでいました。その頃、わが家にはファミコンはありませんでした。

大きな転機があったのは、小学校の高学年の時でした。家庭用パーソナルコンピュータ（FM-NEW-7、富士通製）を買ってもらうことができたのです。そのパソコンで「信長の野望」や「リザード」など初期のシミュレーションゲームやロールプレイングゲームを遊んでいました。

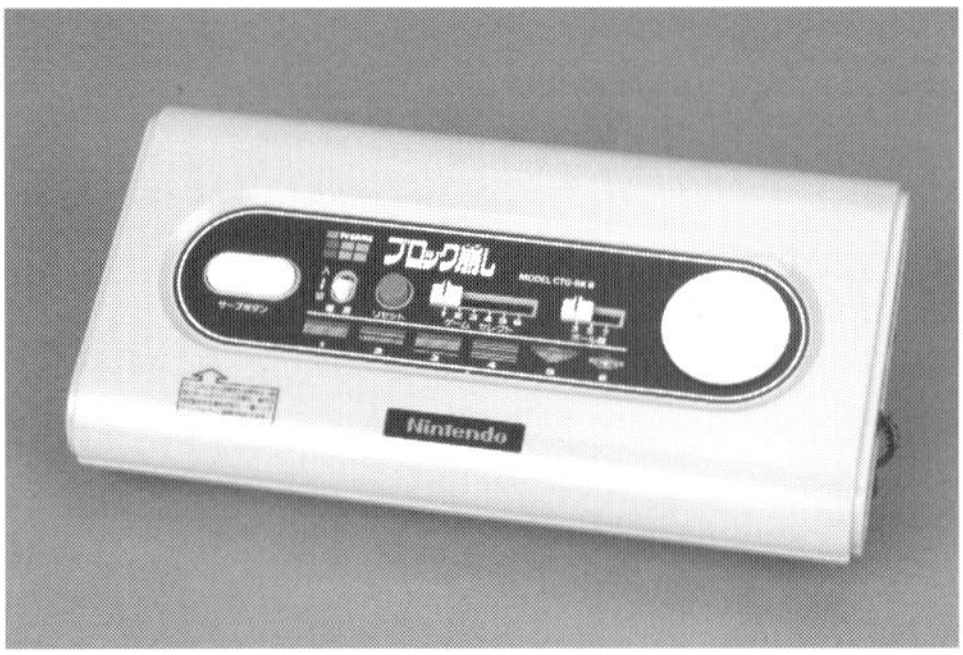

ブロック崩し

そのうち、ただ既製のゲームで遊ぶだけでなく、BASICというプログラミング言語を勉強して、ごくごく簡単なゲームを自分で作ったりもしていました。その後しばらく、この家庭用パソコンFM－NEW－7を使い続けていました。

私の人生を変えることになるコンピュータとの出会いは、大学生の時でした。Apple社のMacintosh Classic IIというパソコンが現れ、「このコンピュータは本当に使える」と思ったのです。それからの私の人生は、常にApple社とMacとともにあると言っても過言ではありません。

マイクロソフト・フライト・シミュレーターという実機さながらの飛行機が飛ばせるソフトで遊んだり、傑作中の傑作の文明シミュレーションゲーム「シヴィライゼーション」にはまったのも、パソコン通信を始めたのも大学時代でした。草の根ネットやNiftyサーブが、私の居場所になりました。ただし、コンピュータで遊んでばかりいたわけではありません。私が卒業した大学の生理学実習のレポート作成に初めて表計算ソフトを持ち込んだのはたぶん私でしょう。実験結果をグラフにして回帰直線を引けるなど、こんなことまでできるのかと思いました。

48歳になった今でも、Pokémon GOに夢中になって街の中を歩き回っています。おかげで、4kgほど体重が減り、講演や出張で初めての街を訪れるのが大好きになりました。北海道から沖縄まで、呼んでいただいたら喜んで出かけていけるのは、半分はこのゲームのおかげと言っていいでしょう。

今、家には家族の分も含めてMacが7台（装飾用の2台を含む）、iPhoneが5台、iPadが3台あります。もちろんApple Watchも持っています。家庭用のゲーム機は携帯型が7台、据え置き型が3台動いています。

アクティブに活動しているSNSは3、4種類ありますが、一番よく使っているのはTwitterです。今フォローしていただいている方が、1万9000人くらいいらっしゃいます。Facebookはフレンドとフォロワーあわせて、1500人くらいです。いろいろ書いてきましたが、要するに、ネットやゲームへのはまり具合では、たぶん皆さんにもお子さんにも負けていませんよということなのです。それでもなんとか（原稿の締め切りに遅れたりしながらも）、社会人をやっています。

さて、最近子どものネットへの依存、ゲームへの依存ということがしきりに言われるようになりましたが、健全なゲームやネットとの付き合い方と、「依存」と呼ばれるような状態はどこが同じで、どこが違うのでしょうか。ネットやゲームとうまく付き合っていくためには、どんなことに気をつければよいのでしょうか。

残念ながら、私がこの本を書いている今の時点では、これに対する科学的なはっきりした答えはありません。専門家であっても統一された見解を持っているわけではないのです。その答えがすでにあると言っている人、あると考えている人がいたとしたら、その見解を疑ってかかった方がよいのかもしれません。

いま世に出ているゲーム・ネット依存を扱った本は、予防や医学的観点からの警告と治療、危険性の啓蒙が中心です。私は自分自身が子ども、若者だった頃の経験と、診察室の内外で現代の子どもたちと接してきた経験を通して、これまでとは少し違ったポジティブな方向からこの問題に取り組んでみたいと思いました。ネットとゲームの世界にどっぷり浸かって成長してきた児童精神科医には、子どもたちの世界がこんなふうに見えているんだなと感じながら、この本を読んでいただけたら、とてもうれしく思います。

いま子育てをしている方、子育ての支援に携わっている方、ネット・ゲームの問題を専門的に研究している方、ネット・ゲーム業界の関係者にも読んでいただき、いくらかでも参考にしていただけたら、望外の喜びです。

吉川　徹

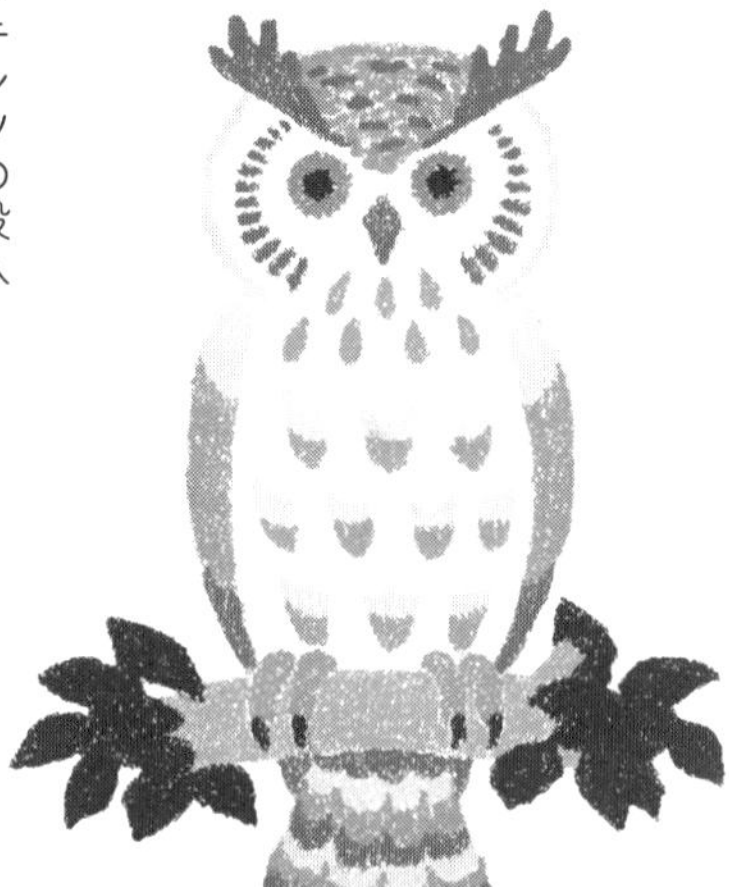

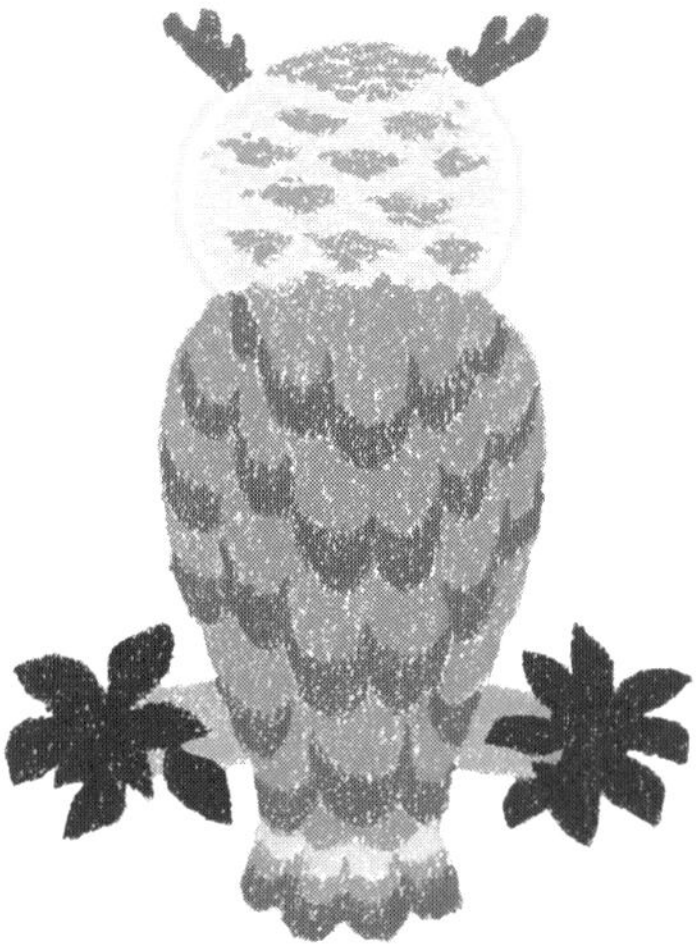

第1章

子どもたちが使うＩＣＴ

1 子どもがネットに接する時間はどのくらいか

現代の子どもたちにとってゲーム機や携帯電話、スマホ、タブレット、パソコンなどのデジタル機器、情報通信技術は生まれた時から身近に存在している、とてもなじみ深いものです。現代のデジタル機器の使われ方の大きな特徴は、それを使って相互に通信を行い、情報を伝え合うことです。

それ以前は、通信ができないゲーム機、独立して作業するコンピュータ、一方向的に放送するテレビがメインの機器でしたが、これが発達した結果、通信ができる機器に進化し、それによって現代社会は大きく変化しました。

一昔前にはＩＴ*という用語が盛んに使われていましたが、今はＩＣＴ*という言葉に取って代わっています。

子どもたちの暮らしも、ＩＣＴを使ったさまざまな機器やサービスによって大きく変わってきています。総務省は毎年「通信利用動向調査」[1]を発表していますが、この調査は他の世代との比較や、各家庭でのＩＣＴの利用動向を検討する格好のデータで、子どものＩＣＴの利用に関する興味深い統計がたくさん含まれて

＊ＩＴ：Information Technology　情報技術。

＊ＩＣＴ：Information and Communication Technology　情報通信技術。

います。

また、内閣府でも「青少年のインターネット利用環境実態調査」[2]を発表していますが、子ども世代に特化した調査で、ネットの利用状況をより細かく知るデータが集められています。調査対象には乳幼児も含まれているので、低年齢の子どもについて知りたいなら、この調査は参考になります。

まずはこの2つの調査を手掛かりに、子どもたちとＩＣＴの付き合い方の全体像を概観してみましょう。

総務省の調査（令和元年）では、6〜12歳の子どもの80・2％、13〜19歳の子どもの98・4％が過去1年間にインターネットを使ったことがある（利用率）とされています（図❶）。この利用率を遡って見ると、平成13年では6〜12歳の子どもの49・2％でしたが、平成28年に82・6％とピークを迎えており、いくらかの変動はありますが、増加の傾向にあるといえます。13〜19歳では平成15年頃までにはほとんどの子どもが利用するようになっていたと考えられます。

では実際、子どもたちはどのくらいの時間、インターネットを使っているのでしょうか。平成30年の総務省の調査[1]では小学生年代であっても約半数の子どもが毎日利用しているとしています（図❷）。内閣府の調査ではもう少し細かく利用時間を知ることができます（図❸）。

図❶　子どものインターネット利用状況

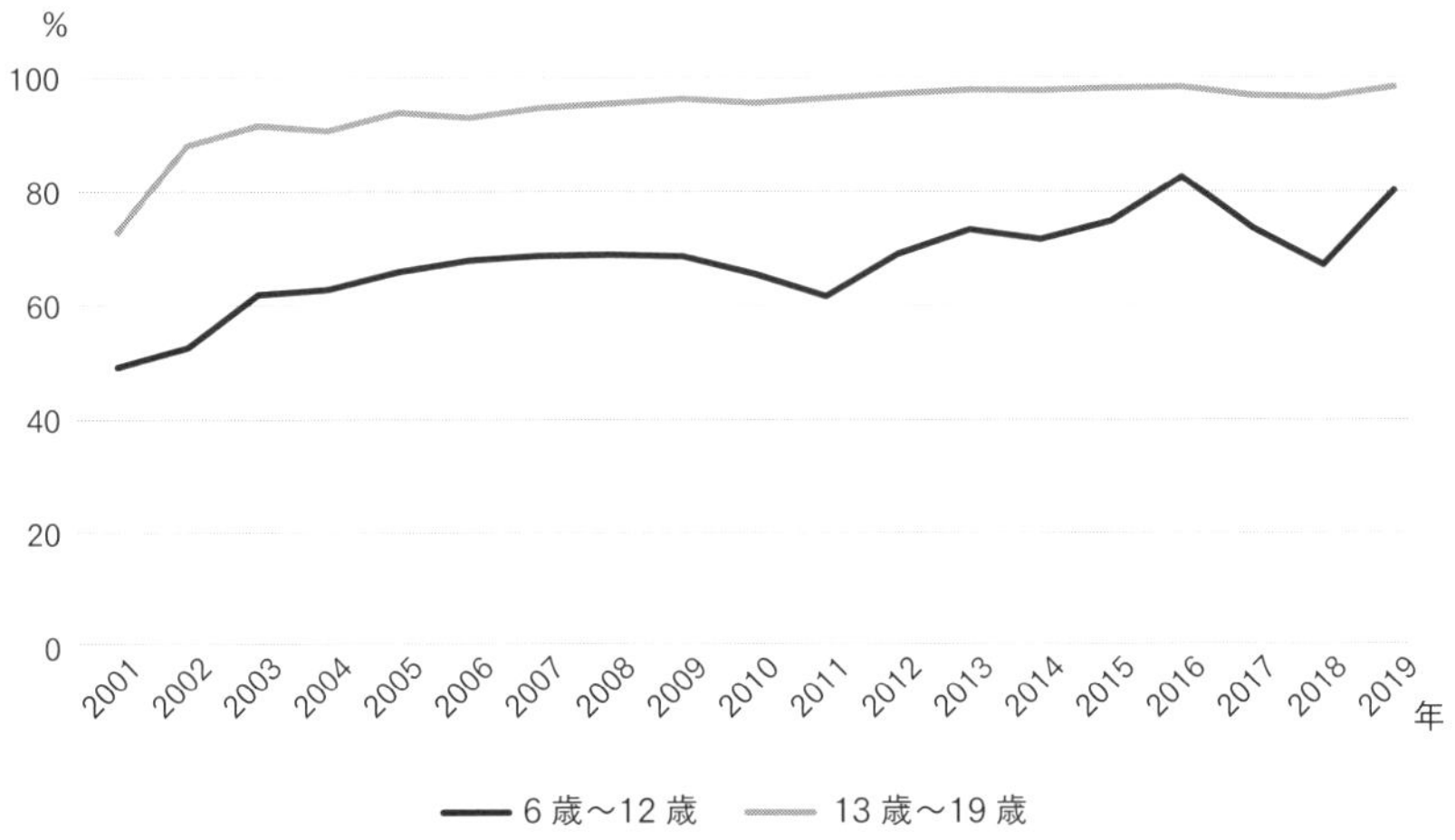

（令和元年、総務省「通信利用動向調査」）

図❷　インターネットの利用頻度

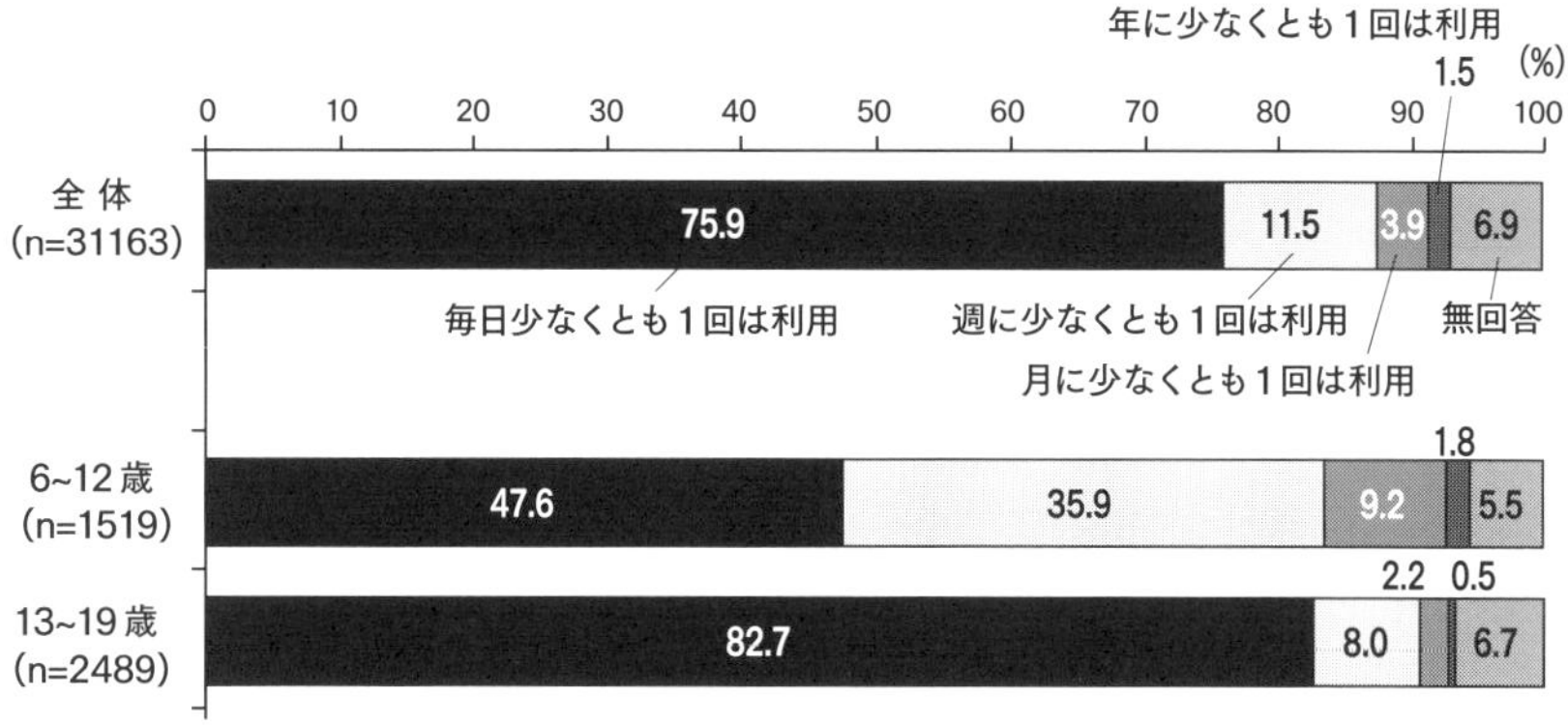

（平成30年、総務省「通信利用動向調査」年齢階層別より）

図❸　青少年の利用時間（利用機器の合計／平日1日あたり）

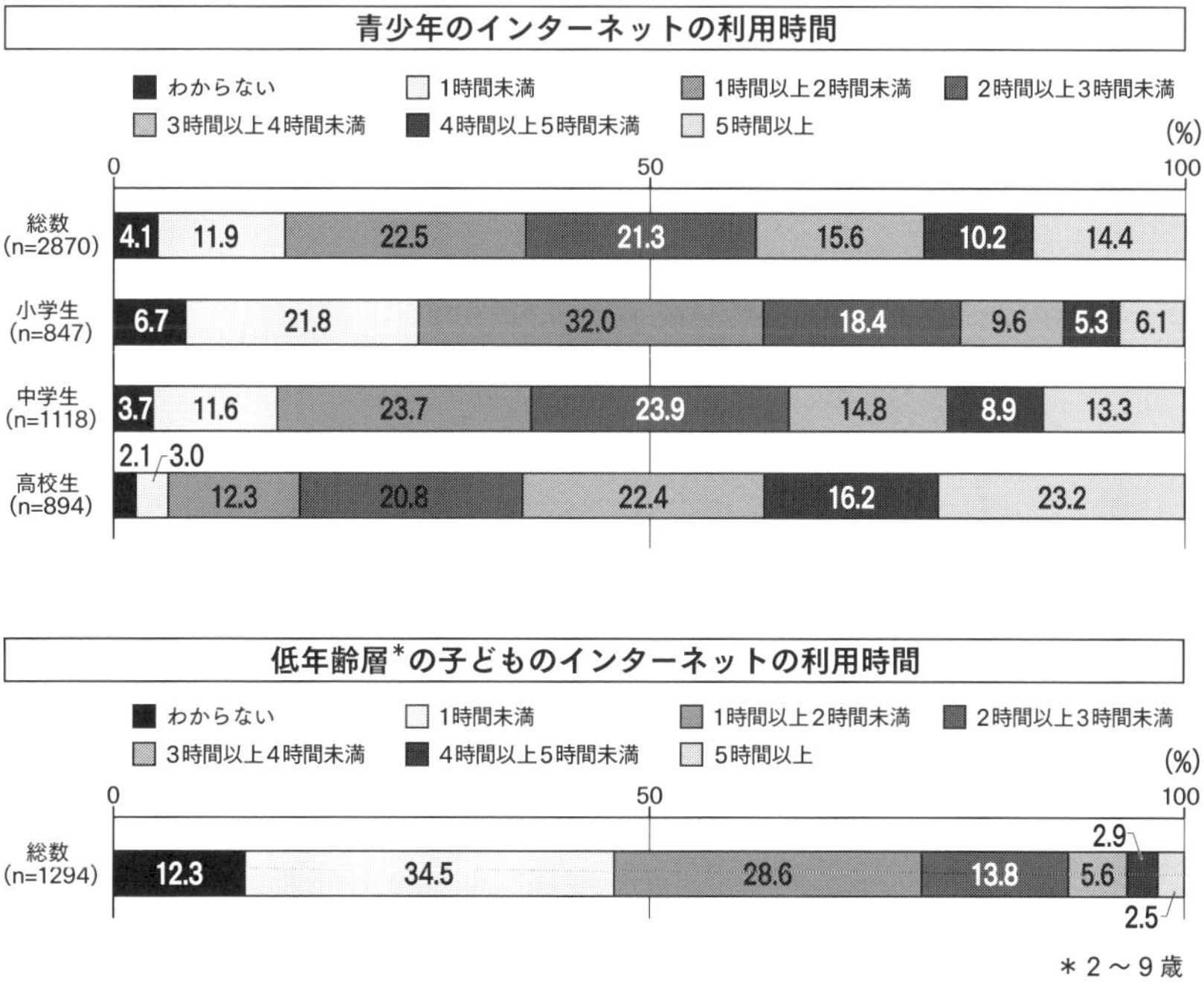

（平成30年、内閣府「青少年のインターネット利用環境実態調査」）

図❷、❸を見てください。小学生では1日1時間以上2時間未満、中学生では1日2時間以上3時間未満、高校生では5時間以上の子どもたちがもっとも多いことがわかります。インターネットの利用がいかに子どもたちにとって身近であるかを示すとともに、年齢が上がるにつれて使用時間が長くなっていくこともわかります。

また、年齢によって、インターネット利用の目的も変わります（表❶）。小学生年代、中高生年代ともに動画サイトの利用が1位ですが、小学生ではオンラインゲームが2位に入っているのに対し、中高生では5位まで下がり、ボイスチャットやSNSの利用が2位、3位を占めています。

図❹の内閣府の調査には、目的別の利用時間が示されていますが、趣味・娯楽での使用時間がもっとも長く、次いでコミュニケーションの目的で使われていることがわかります。

この2つのデータから、子どもたちにとってインターネットがいかに身近で、長い時間接しているのか、年齢が上がるに連れて使用目的が変化していることもわかります。

表❷は、高校生がインターネットの中で、どんな風に過ごしているかを調べたもので、私も参加していた研究グループの別の研究者たちがまとめた調査結果で

表❶　インターネットの利用目的

集計数(n)	1位	2位	3位	4位	5位
【全体】 31,163	電子メールの送受信 75.5%	天気予報の利用（無料のもの） 64.4%	地図・交通情報の提供サービス（無料のもの） 63.5%	ニュースサイトの利用 58.4%	無料通話アプリやボイスチャットの利用（Skype、LINE など） 57.5%
6〜12歳 1,519	動画投稿・共有サイトの利用 76.3%	オンラインゲームの利用 54.2%	ホームページやブログの閲覧、書き込み又は開設・更新 31.8%	無料通話アプリやボイスチャットの利用（Skype、LINE など） 26.8%	ソーシャルネットワーキングサービスの利用 21.9%
13〜19歳 2,489	動画投稿・共有サイトの利用 76.2%	無料通話アプリやボイスチャットの利用（Skype、LINE など） 72.0%	ソーシャルネットワーキングサービスの利用 70.5%	電子メールの送受信 60.3%	オンラインゲームの利用 56.3%

（上位 5 項目）（総務省、平成 30 年「通信利用動向調査報告書（世帯編）」年齢階層別）

図❹　目的別利用時間

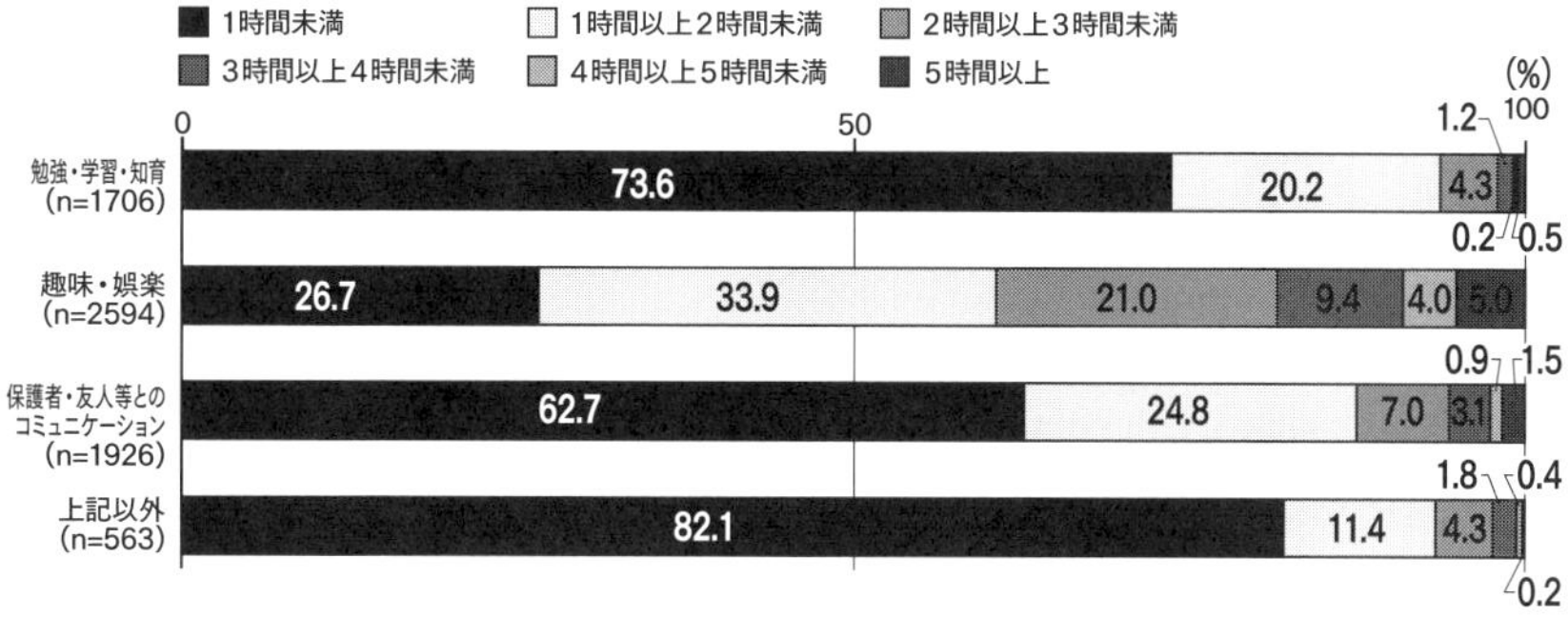

（平成 30 年度、内閣府「青少年のインターネット利用環境実態調査」）

す。高校生は実にさまざまな社会的な活動をしており、情報を受け取るだけではなく、盛んに発信していることもわかりました（表❷濱田）。

以下の解説は、ゲームやネットの世界をよく知っている人にとっては当たり前の、退屈な解説に感じるかもしれません。ですが子どもたちの健全なICT利用を手助けしていく上での基本的な知識として、大人の間で確認しておきたい事項です。

まずは、子どものICTの世界との接点であるゲームとネットについての基本的な知識を、①情報を受け取ること（コンテンツの消費）、②情報を作ること（創作活動）、そして③情報をやりとりすること（コミュニケーション）のそれぞれの観点から、整理してみましょう。

2 ゲームはどんなコンテンツなのか

子どもたちのICTを使った活動、特に比較的年齢の低い子どもの活動は、誰かが作った情報を受け取って楽しむことが中心になります。この領域ではよくコンテンツという用語が使われます。これはもともとは「内容」を意味する英語で

表❷　インターネットの利用目的[3]（複数回答有）

目　的	回答者(%)
SNS の利用（LINE, Facebook, Twitter など）	92.9
画像・動画・音楽の閲覧	91.2
ホームページの閲覧	81.0
メール	66.6
画像・動画・音楽のダウンロード	62.3
商品・サービスの購入	38.4
ブログの閲覧	32.8
ネット小説・ウェブコミック	29.5
ソーシャルゲーム以外のオンラインゲーム	25.1

目　的	回答者(%)
チャットメッセンジャー	20.3
画像・動画・音楽のアップロード	20.1
掲示板の閲覧・書き込み	17.1
ネットオークション	6.8
他者のホームページへの書き込み	4.0
他者のブログへの書き込み	2.7
ホームページの開設・更新	1.3
自身のブログの開設	1.1
メル友募集・出会い系サイト	0.9

すが、ここではやりとりされる情報の中身を意味しています。子どもたちが身近に接して、見たり聴いたり遊んだりしているコンテンツについて、順に詳しく見ていきましょう。

子どもたちの多くが楽しんでいるコンテンツがデジタルゲームです。ゲームで遊ぶ人はゲームプレイヤーあるいはゲーマーとも呼ばれます。

デジタルゲームにはさまざまな種類があり、ゲームの魅力や遊び方もさまざまです。ゲーム開発の業界は、ものすごいスピードで、とても複雑に進化している過程にあります。複数のジャンルの特徴を併せ持ったゲームが次々に登場し、いま流行っているゲームも、あっという間に姿を消してしまいます。

これまでによく遊ばれてきたゲームを、歴史をたどって、ジャンルごとに人気の高い作品を中心に概観していきましょう。

●シューティングゲーム

その名の通り、何かを撃つことを中心にしたゲームです。１９７８年に販売された「スペースインベーダー」が初期のシューティングゲームの代表作で、インベーダー（侵入者）を撃ち落としていきます。その後、画面が縦や横に流れていき（縦スクロール、横スクロール）、戦う場面が変わったり、あたかもストーリーが展開していくように見えるゲームが出てきました。動画などでキャラクターが大人気になっている「東方project」は、もともとはシューティングゲームから生まれたものです。

現在、流行しているのは、ファーストパーソン・シューティングゲーム（FPS）と呼ばれるタイプのゲームです。キャラクターの視点から見える世界が画面に描き出され、プレイヤーはあたかも主人公になったかのような感覚を体験することができます。大流行した作品が多いジャンルで、初期の作品には「DOOM」などがあり、今も「コール・オブ・デューティシリーズ」などが人気を博しています。

サードパーソン・シューティングゲーム（TPS）は、FPSに似ていますが、登場するキャラクターの一部、また、全員の視点を画面に表示することによって、事態をより立体的に把握することができます。「スプラトゥーンシリーズ」などがその典型ですが、リアリティよりも、子どもが遊びやすいゲームを目指していることが特徴です。

音響効果の演出が格段に進化し、ヘッドホンで効果音を聴きながらプレイすると、追撃、射撃の没入感がさらに高まります。

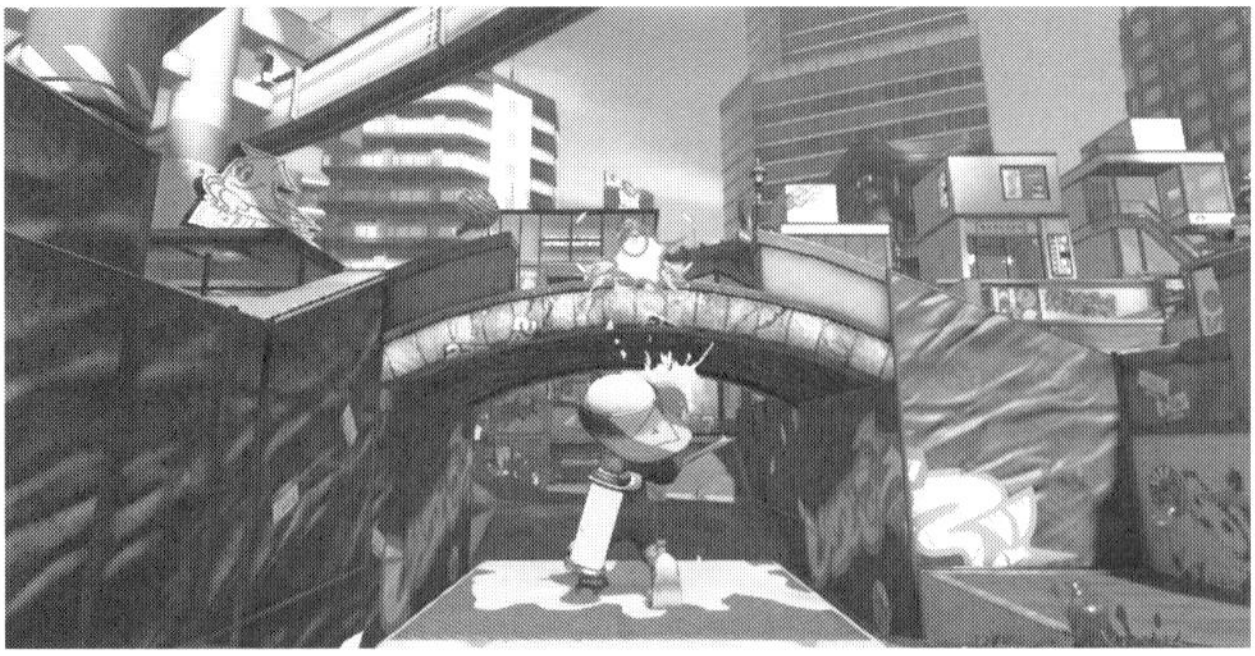

スプラトゥーンのプレイ画面

最近では、「バトルロワイヤル（バトロワ）」という形式のTPSが大人気になっています。多数のプレイヤーが同時に同じゲームに参加し、戦ったり協力したりしながら、最後の1人の生き残りとなることを目指すゲームで、「荒野行動」や「フォートナイト」などといった作品があります。自分のキャラクターを外見を変えて楽しむことができるのもTPSの魅力の一つです。

●アクションゲーム

ゲームの中のキャラクターを操作して、そのアクションの巧みさを競うゲームです。かつて大流行した「パックマン」や「マリオブラザーズ」などがこのジャンルで、最近では3次元の世界で飛んだり跳ねたりできるゲームも出てきています。1人で技を磨いたり、2人以上で対戦できたりといろいろな遊び方ができます。

格闘ゲームもアクションゲームに分類されますが、さまざまなキャラクターの中から自分好みのキャラを選んで、相手と対戦します。「ストリートファイターシリーズ」などが初期のヒット作ですが、最近は「大乱闘スマッシュブラザーズシリーズ（スマブラ）」がヒットしています。子どもたちに人気のジャンルです。

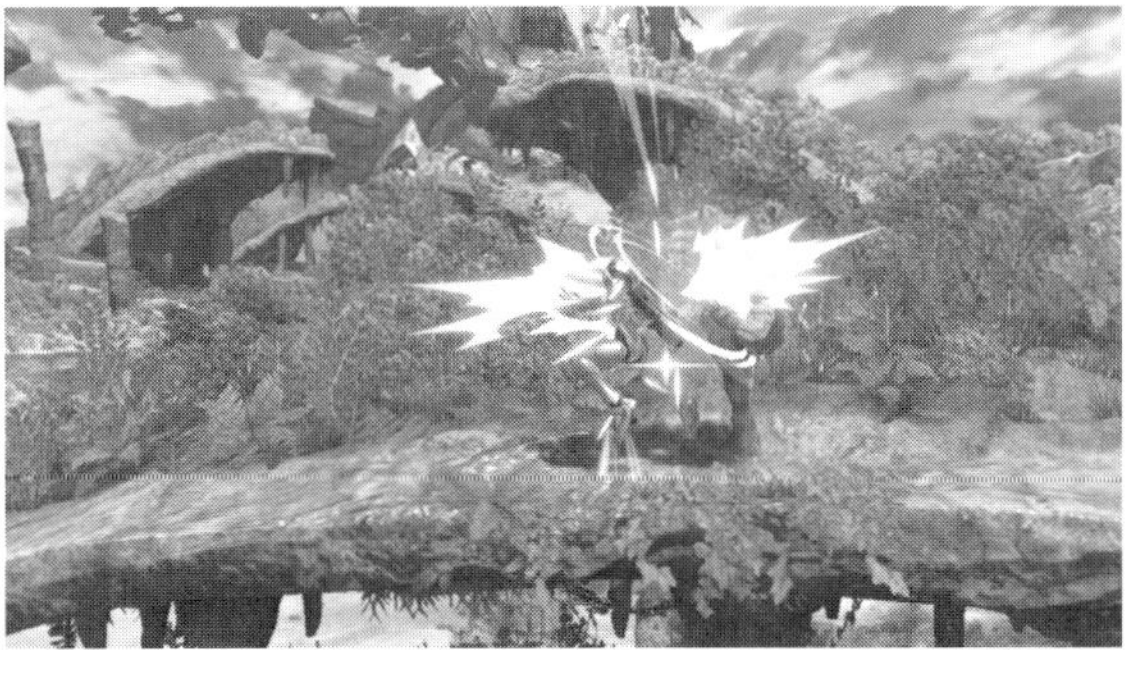

スマッシュブラザーズのプレイ画面

●パズルゲーム

パズルゲームは、デジタルゲームの初期の頃から制作され根強い人気があるジャンルです。「マインスイーパ」などは長く愛好されている名作です。

パズルゲームの中にはアクションの要素が含まれるものも多く、「落ちもの」と呼ばれる「テトリス」や「ぷよぷよ」などの、上から落ちてくるブロックを消していくゲームが人気です。後述するＲＰＧと組み合わせた「パズル&ドラゴンズ（パズドラ）」も大流行しましたが、パズルゲームは子どもよりも大人に愛好者が多いジャンルです。

●ロールプレイングゲーム

ゲームプレイヤーが、役割（ロール）を担ってゲームを進行していくタイプのゲーム（ＲＰＧ）です。もともとは紙と鉛筆とサイコロを使った、テーブルトークＲＰＧ（ＴＲＰＧ）と呼ばれるアナログの遊びでしたが、コンピュータゲームに取り込まれ、初期の大ヒット作品「ドラゴンクエストシリーズ」や「ファイナルファンタジー（ＦＦ）シリーズ」「ゼルダの伝説シリーズ」が生まれました。これらの最新作では、主人公の視点で物語が進行していき、よりゲームの世界に入り込んでいきます。

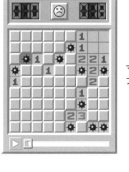

マインスイーパのプレイ画面

RPGゲームの中でも最近、MMORPG（Massively Multiplayer Online RPG：大規模多人数同時参加型RPG）と呼ばれる、多人数が同時に一つのゲームをプレーするタイプの作品が増えています。プレイヤー同士が会話したり、取引したり、協力して戦ったり、時には直接対決したりと、さまざまな遊び方ができるのが特徴です。パソコンでプレイする作品が多く、プレイヤーの年齢層はやや高めです。

●シミュレーションゲーム

シミュレーションゲームは、さまざまな形で現実世界（や仮想世界）を再現します。さまざまなタイプがありますが、子どもたちに人気が高いのは、サンドボックス（箱庭）と言われるタイプで、プレイヤーの好みにあわせて、家やビル、街、農場などをコツコツと作っていく、育てていくことを楽しむゲームです。他のジャンルと異なり、ゲームの目的があらかじめ設定されていないのが、サンドボックス系ゲームの特徴です。

「Minecraft」は、さまざまな現実世界（や仮想世界）をその飛び抜けて高い自由度によって再現できるため、子どもから大人まで創作意欲がある人に高い人気をほこっています。「どうぶつの森シリーズ」の一つ、2020年3月に任天堂から発売された「あつまれ　どうぶつの森（通称・あつ森）」は、COVID-19*の

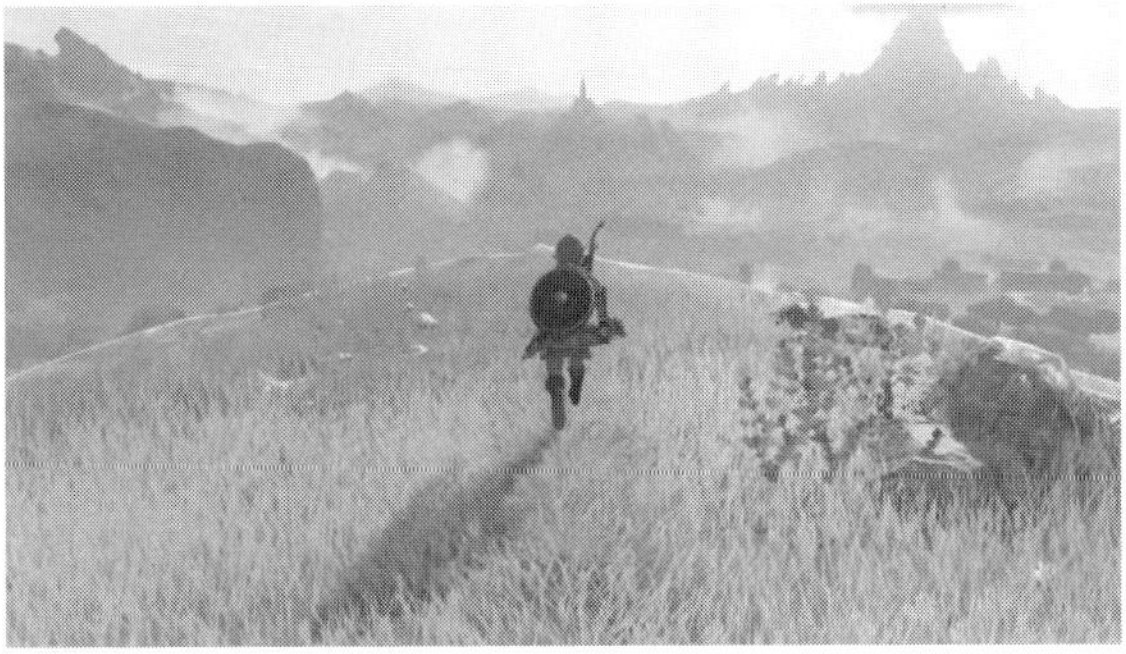

ゼルダの伝説のプレイ画面

＊COVID-19：2019年から世界中で流行が始まった新型のコロナウイルスによる感染症。

流行による自宅ごもりの期間であったこともあり、大ヒットしました。

以前ヒットした「セカンドライフ」という作品は、人の暮らしをシミュレートする人生体験ゲームです。英雄やお姫様、アイドルやスポーツ選手、ペットなどを育てていく育成系のゲームも人気です。

また、カード育成系と呼ばれる系統もあり、スマホのアプリで人気があります。好きなキャラをコレクションする楽しみがあり、このタイプのゲームの魅力にもなっています。

この他、飛行機の操縦や電車やトラックの運転などを再現するシミュレーターも一部で根強い愛好者がいて、「電車でGo!」などの人気作品もありました。

●ストラテジーゲーム

シミュレーションの規模を拡張して、現実世界や空想世界での戦争や競争を、大局的な視点から再現したストラテジーゲームと呼ばれるジャンルもあります。「シヴィライゼーションシリーズ」などが有名ですが、最近は現実の時間とともにどんどんゲームが進行していくリアルタイムストラテジーというタイプが流行っています。「ウォークラフトシリーズ」などが世界的に人気ですが、これもプレイヤーの年齢層は高めです。

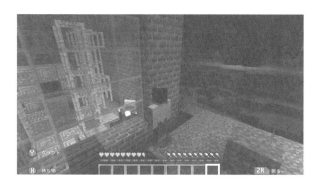

マインクラフトのプレイ画面

●スポーツゲーム

スポーツゲームは、テニスゲームのようにアクションゲーム的になったり、カーレースゲームのようにシミュレーション的な要素が強くなったり、プロ野球やサッカーの球団経営をするなど、さまざまなタイプのゲームがあります。

最近の家庭用ゲーム機には、実際に運動することを想定したゲームも増えてきています。「リングフィットアドベンチャー」は、特殊なコントローラーを使って、ジョギングやスクワットなどをしながらゲームを進め、身体を動かすことができます。

●リズム・音楽ゲーム

音楽を扱ったゲームは音《おと》ゲーと呼ばれ、子どもたちに人気のあるジャンルです。音楽に合わせてジャストタイミングでボタンを押したりして正確な演奏を競うアーケードゲームでも人気の「太鼓の達人」や、「ダンスダンスレボリューション」などのように全身を使って踊る作品が開発されてきました。

●**コンピュータボードゲーム**

コンピュータの中でプレイできるボードゲームもあります。オセロ、チェス、囲碁、将棋、モノポリーなどの伝統的なボードゲームも現在では画面上でプレイできるようになっています。

コンピュータオリジナルのボードゲームである「桃太郎電鉄シリーズ」や「マリオパーティシリーズ」などは子どもたちが大勢集まった時などに、よく遊ばれています。

●**位置情報ゲーム**

位置情報ゲーム（位置ゲー）は特殊なジャンルのゲームで、携帯電話やスマホの位置情報（GPS）機能を使いながら、現実世界を実際に歩き回ってプレイするゲームです。最近では「Pokémon GO」が社会現象となり、その後も「ドラゴンクエストウォーク」など、いくつかのゲームが遊ばれています。

●**ソーシャルゲーム**

ソーシャルゲーム（ソシャゲ）は、SNS（ソーシャルネットワーキングサービス）の中で遊ばれているゲームを指しています。SNSを背景にしたプレーヤー同士

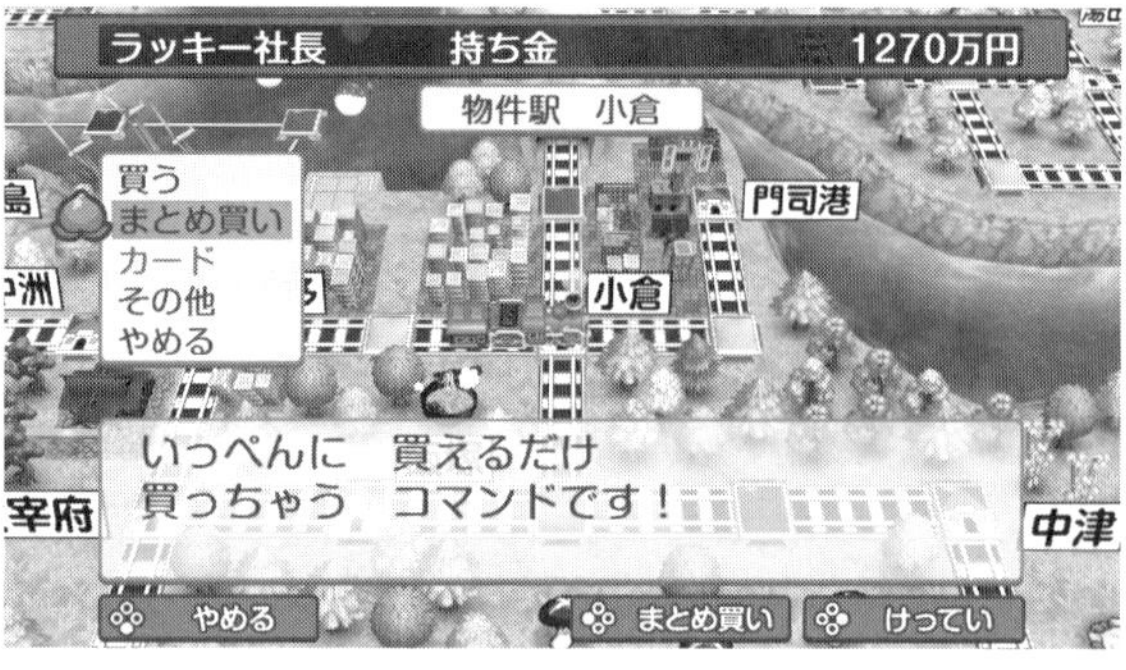

桃太郎電鉄の
プレイ画面

の交流や競争の要素が魅力となっています。ゲーム自体の内容はアクション、パズル、RPG、育成系カードゲームなどのシミュレーション、スポーツゲームほかさまざまなジャンルのものがあります。

時代とともに、端末機器はパソコンから携帯電話、スマホに移り変わってきており、最近ではSNSと関係しないスマホゲームもソシャゲと呼ばれることが増えてきています。ソシャゲにはガチャ*と呼ばれる1回数百円程度の課金によって、ゲーム内で利用できる道具（アイテム）や強いキャラクターなどを購入できるシステムが採用されていることが多く、子どもがお金を使い過ぎてしまうことが問題になる場合があります。*

このようにさまざまなタイプのゲームが登場して、相互に融合しあって進化したり、時代とともに使われる端末機器の特徴が変わったり、遊び方も大きく変化してきました。これからもゲームの世界は目まぐるしく移り変わっていくことでしょう。

***ガチャ**：70ページ参照。

***第3章参照。**

3 終わりのないゲームの魅力

驚くほど多くの子どもたちや大人たちが、時間やお金をゲームにつぎ込んでいます。それは、ゲームが本当に面白いからです。子どもたちとゲームとの関係を考える際には、まずその魅力を知って分析することから始めた方がよいのかもしれません。

最近のゲームは、長期間プレイできるものが増えています。長くプレイヤーを惹きつけておく仕掛けがゲームの中に組み込まれているのです。

❶オフラインゲームとオンラインゲーム

これまでゲームのさまざまなジャンルを紹介してきましたが、これらのゲームには、２種類あります。インターネット通信を利用しない「オフラインゲーム」と、インターネット通信を利用する「オンラインゲーム」です。

最近、オンラインでなければ遊べないゲームが増えてきましたが、オフラインで遊べるゲームもまだまだたくさんあります。ゲームを購入する際、ネットからダウンロードし、以後のプレイには通信を使わないという遊び方もあります。

「オフラインゲーム」と「オンラインゲーム」には、それぞれの魅力と限界があります。オフラインでは他のことに煩わされず、ひたすら没頭して遊んだり、自分の腕を磨いたりといった楽しみがあります。一方、他のプレーヤーとのゲーム上の交流はなく、ゲームの内容が手に入れた時のまま更新されないといった限界があります。

オンラインでは、他のプレイヤーとの付き合いの魅力と煩わしさの両方がともなってきます。この点については、後の「コンテンツ消費を通じたコミュニケーション」の項で詳しく見ていきます（55ページ参照）。またオンラインのゲームでは他のプレイヤーの行動などによってゲームの展開が変化したり、通信を介して新しい要素がどんどん提供されたりすることが、ゲームそのものを長く遊び続けたくなる魅力にもなっています。

❷やりこみ要素

ストーリーが決まっているゲームは、ラスボスを倒すなど設定された目的を達成するとゲームは一応「終わり」になります。けれどもゲームの世界の中にはまだまだやり残したことがあるのです。ゲームの主目標に向かって進むためには必須ではない、ちょっとしたお使いや小さな探検などのサイドストーリーのような冒険をこなすことができるのです。

一方で、主要なストーリーが設定されていなかったり（オープンワールド）、ざっくり設定されているだけで、小さなサイドストーリーがたくさん集まったような構造の作品も出てきています。こうしたゲームは、遊び方の自由度が高くなります。まだ訪れたことのない場所を地図上でひたすら冒険していったり、さまざまなキャラクターをどんどん強化していくゲームもあります。さらに、いくつあるか想像できないアイテムをすべて集めたりするゲームもあり、プレイヤーの好みにあわせた楽しみ方ができるようになっています。

愛着のわいたキャラクターと一緒に、いつ終わるとも知れない冒険の旅を続けられるのはプレイヤーにとって大きな魅力です。

❸新コンテンツの投入

最近のゲーム作品は、ＩＣＴを活かして、発売された後もコンテンツがどんどん更新されていきます。プログラムのミス（バグ）が修正されたりして、よりプレイしやすくもなりますが、何よりも新しいコンテンツが追加されていくことで、ゲームの魅力がパワーアップしていきます。

この新規のコンテンツの提供は、無料、有料のどちらもありますが、新しいストーリーやキャラクター、アイテムなどが追加されたり、ゲームのルールが変わったり、楽しく遊び続けるためのさまざまな工夫がこらされています。

❹技術の向上

コンピュータゲームを長く続ける理由の中で、案外気づきにくいのが、繰り返しプレイするうちにゲームプレイヤーとして上達したという達成感を子どもたちが獲得するということです。これが子どもを虜にする大きな魅力の一つになっています。

ゲームのキャラクターがレベルアップしたり、強いアイテムをゲットすることで戦力がアップすることがあるのですが、実はプレイヤーの技術の向上も大きなポイントになっているのです。

アクション性の強いゲームでは、端末機器操作の上達によって、ゲームの勝ち負けが左右され、ゆったりした展開のゲームでも戦術や戦略の優位性、定石《じょうせき》の習得などによって勝敗が決まってくるのです。特に他のプレイヤーとの連係プレイの上達はプレイヤーに大きな達成感を与えます。

また、ゲームプレイヤーとしての上達で得られる達成感や自己効力感*、優秀な

＊自己効力感：自分が目標を達成する能力があるのだと認知すること。

ゲーマーに寄せられるオンライン世界での社会的評価、同級生などから称賛されるオフラインの評価は子どもたちにとって貴重なものです。

さらに上達すると、世界的な規模でランキングが上がったり、より高い技術を持つ著名なゲーマーと対戦ができ、そこに新たな技術向上の可能性とやりがいが見えてきます。

❺サンクコスト

長い期間ゲームをやり続ける理由として、それまでに投入した時間やお金が惜しくなる場合もあります。これを行動経済学では「サンクコスト（埋没費用）」と呼びますが、このために、すでにそれほど面白さを感じなくなったゲームでも、なかなかやめられないことがあります。

大人を対象としたゲームをやめるための認知行動療法*では「アカウントを消す」という技法が使われていることもありますが、サンクコストをすっぱり諦めるためにはよい方法かもしれません。

***認知行動療法**：223ページ参照。

4　子どものプレイスタイルを知る

ゲーム研究者のリチャード・バートルは、ゲームのプレイヤーがゲームの中で何を求めているかということを基準に、プレイヤーのスタイルを２つの軸を使って４つに分ける考え方を提唱しています（図❺）。

❶４つのプレイスタイル

●キラータイプ

他のプレイヤーを強く意識しながら、個人として主体的に関わりたい気持ちが強い人たちで、他のプレイヤーとの競争や、時には直接対決して勝利すること、相手に自分の技術などを見せつけることなどを目指す。人に勝つことが目標になるタイプです。

●アチーバータイプ

ゲームの中の世界を個人でじっくりと楽しみたい人たちです。ポケモンを全部

図❺　リチャード・バートルの４つのプレイスタイル

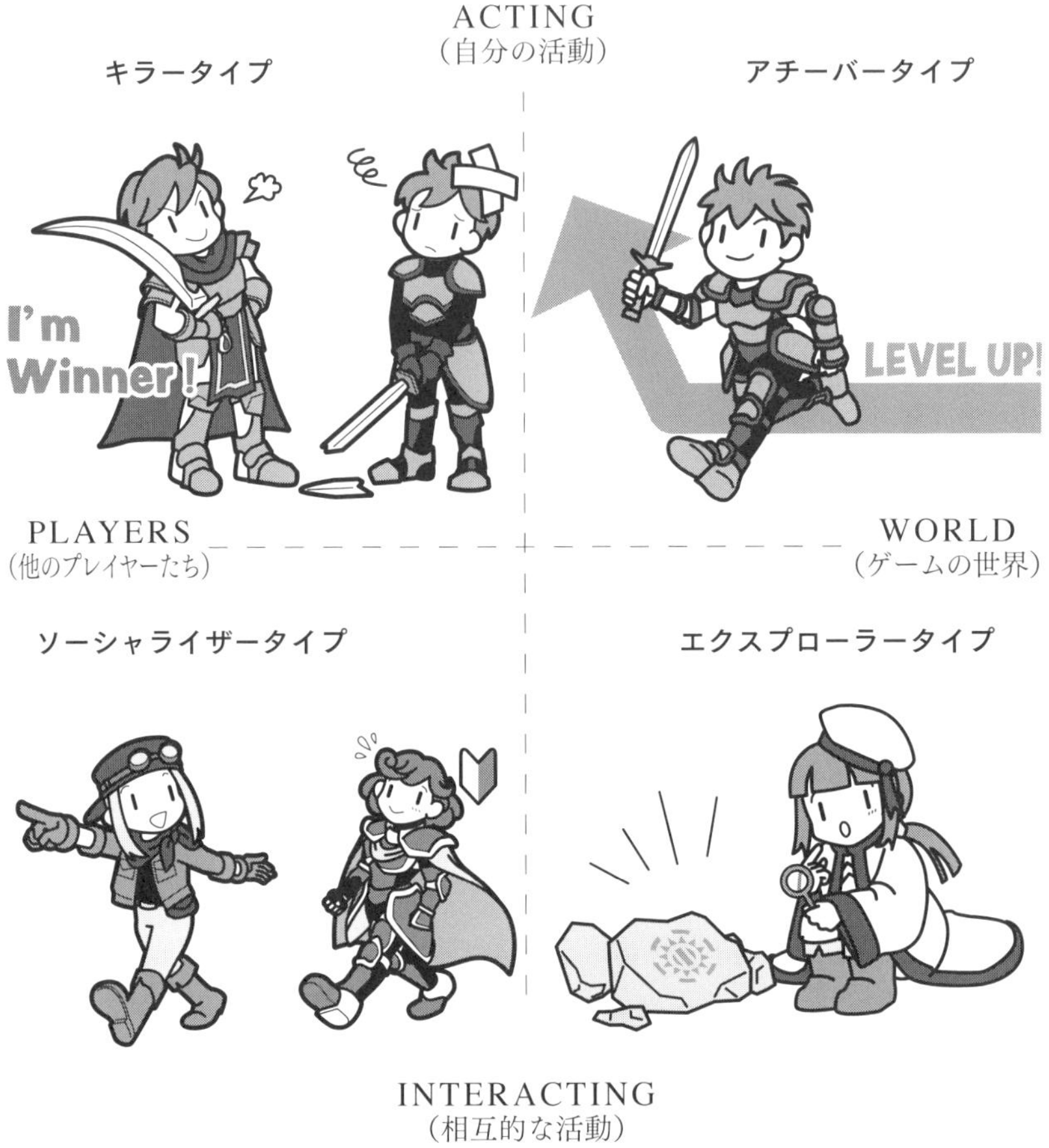
ACTING
（自分の活動）
キラータイプ
アチーバータイプ
I'm Winner！
LEVEL UP!
PLAYERS
（他のプレイヤーたち）
WORLD
（ゲームの世界）
ソーシャライザータイプ
エクスプローラータイプ
INTERACTING
（相互的な活動）

集めることを目指したり、どんどんレベルを上げていったり、ゲームで設定された目標を次々こなしていったりすることを目指す、達成感を大事にするタイプです。

●エクスプローラータイプ

ゲーム世界指向で他のプレイヤーとの交流を求める人たちです。ゲーム内の世界をすみずみまで旅して、その情報や発見を他のプレイヤーと共有したり、ゲームの中に設定された謎を解いたりすることを楽しむ、好奇心を原動力にしているタイプです。

●ソーシャライザータイプ

ゲームそのものよりもゲームを通して他のプレイヤーとの交流を求めている人たちで、チームのマネージャーとして頼りにされたり、ロビーなどといわれるプレイヤーの溜まり場で案内役を務めたりすることにやりがいを感じるタイプです。

❷ゲーミフィケーションの手法

こうしたタイプ分けはゲーミフィケーション*という考え方の中で活用され、ビ

***ゲーミフィケーション**：ゲームの要素をゲーム以外の領域でも積極的に使っていこうという考え方。

ジネスの領域でも応用されたりしています。ゲームというコンテンツが優れている点の一つは子どもたちをやる気にさせることができる、つまりは動機づけができることです。

子どもがゲームの中で何を求めているかがわかれば、現実の世界の中でもどのように動機づけていくことで力を発揮していける子どもなのかがわかりやすくなります。

子どもががんばりたくなるポイントを探していくのは、育児や子どもの支援の出発点です。また、子どもがゲームを通して求めているものが何かを知っておくことで、ゲームを制限したり、他の行動に置き換えたりする時にも、その子どもにあった方法を見つけやすくなります。そして、ゲームをより楽しめる方法を考えることにも繋がります。

5 ゲーム以外のコンテンツ

❶動画と子どもたち

ネットゲームとともにネットの世界で、今の子どもを強く惹きつけているもう一つのコンテンツが動画です。YouTube がもっともよく利用されていますが、サブスクリプションサービス*なども含めて、動画を楽しめる方法がたくさんあります。

動画サービスには、従来のテレビにはなかった魅力があります。

劇作家・映画プロデューサー・演出家などとして演劇や映画に関わっている大野裕之さんが「若い学生が一人暮らしの部屋にテレビがないとのこと。なんで？と聞いたら、『だって、テレビって動画が途中から始まりますやん』と言われて、メディアに携わるものとして考えさせられた」と Twitter に投稿(4)していました。

今の大人が動画に出会ったのは、最初は映画、次がテレビでした。テレビはいつも好きな番組をやっているわけではなく、見たい番組を最初から最後まで見るためには、番組表をチェックして始まる時間にテレビの前で待っているか録画予約をする必要がありました。ところが今の子どもたちは、好きな動画をいつでも見ることができるのです。そして中断・再開も自由。これが現代の動画サイトの魅力の一つです。

さらに一本の動画を見終わると、視聴履歴やパターンなどから割り出されたお勧め動画が提案されます。一本目が面白かったら次の動画も気に入る可能性は高いのです。

＊サブスクリプションサービス：アマゾンプライムビデオや Hulu、Netflix など。

子どもたちがよく見ている動画は、短いものが多いのも特徴です。一本の動画は数分から十数分程度で、もし視聴を中断しても、そこの続きから見始めることができるので、忙しい子どもたちにも時間を上手く使えるのです。

ゲーム実況動画は大人気で、高価なゲームを買う前に、自分の好みにあったゲームかを評価する参考にしたり、友達の間で流行っているゲームをあらかじめ動画で見ることができるので、そのゲームを持っていなくてもクラスの話題についていくことができます。

この他にも彼らの日常に近い体験を共有できる動画がよく視聴されています。人気のユーチューバー*たちが、子どもたちができそうな挑戦や実験、料理などに取り組む動画もよく見られています。ユーチューバーは人気の年齢層も幅広く、比較的若い人が情報発信していて、芸能人などよりも身近に感じられるのも理由かもしれません。

❷マンガや文学作品、音楽

ネットを通じてマンガや小説を読むこともできます。こうしたコンテンツ提供は無料であったり有料であったりもしますが、一つ好みに合ったものを見つけると、検索サービスやレコメンド機能*を上手く使うことで、容易に他のお気に入り

***ユーチューバー（YouTuber）：**動画サイト YouTube に動画を継続的にアップロードしている人。

***レコメンド機能：**おすすめの商品やコンテンツを提示する機能。

の作品を見つけることができます。最近は音楽もネットを通じて配信される曲を聴いている人が大半になってきています。

❸学習教材の提供

いまどきの子どもたちは学校の授業でわからないことがあると、ネットで検索して疑問を解決しています。最近では、スタディサプリや進研ゼミ、すらなどさまざまなオンライン学習サービスが提供され、学校の学習の内容を解説してくれる動画も増えています。有料で販売される学習教材も増えてきていますが、無料のものもたくさん流通しています。* これも新しいICTのコンテンツ消費形態の一つです。

＊動画サイトにも学習を目的とした動画がたくさん公開されており、COVID-19の流行以降、その数がさらに増えている。

6 コンテンツの創造とICT

大人が見落としがちなのが、ネットを介した子どもたちの創作活動の広がりです。ICT機器の進歩によって、創作活動のハードルが大きく下がり、以前とは比べものにならないくらい簡単に、しかも奥の深い創作の世界に子どもたちが入れるようになっています。

❶動画の創作者・配信者になる

動画作品の作り手になるという希望は、子どもたちにとって身近なものになりました。ユーチューバーになりたいという子どもは珍しくありません。TikTokや17Live、ツイキャスなどさまざまな動画作成・配信ツールがあり、子どもたちは歌や楽器の演奏、ダンス、ゲームプレイ、メイクアップ、料理など、さまざまなテーマの動画を実際に作成し、それを発信しています。

❷小説の書き手になる

小説を書く活動は、子どもたちの間で静かなブームになっています。「小説家になろう！」という投稿サイトのほかカクヨム、エブリスタなど多くの創作サイトがあります。このジャンルの特徴は消費者の多くが創作者でもあることかもしれません。小説投稿サイトの登録者は、自分で作品を発表しながら、他の人の作品を読んでお互いに応援したり批評をしたり、切磋琢磨しながら創作力を身につけています。

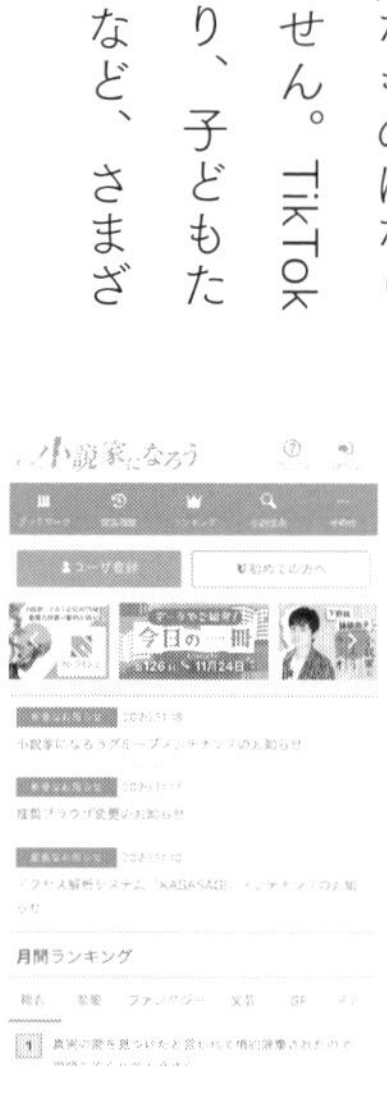

小説家になろう！
のスマホ版画面

❸マンガ・絵・写真を発表する

短編のマンガ作品をＳＮＳに投稿したり、ピクシブなどの画像共有サイトを通じて発表している子どもも珍しくはありません。出版社が運営しているマンガサイトも増えてきています。

以前は、本格的にマンガを描くには、画材などにお金がかかりましたが、今は無料で使えるお絵かきソフトやマンガ制作ソフトがあります。タブレットやパソコンがあればすぐに絵が描ける環境が整うため、チャレンジするハードルが下がっています。

イラストや絵、撮った写真を画像共有サイトやＳＮＳで発表している子どもたちもたくさんいます。投稿される写真も、日常的なスナップから芸術的な意図を持ったものまでさまざまです。

❹ゲームの中で創作をする

最近のゲームには創作的な要素が取り入れられています。「スーパーマリオブラザーズ」はアクションゲームの古典的名作ですが、当初のゲームは決められたコースをひたすら進んでいくものでした。しかし、今の子どもたちが遊んでいる「スーパーマリオメーカー」「スーパーマリオメーカー2」では、プレイヤーが自

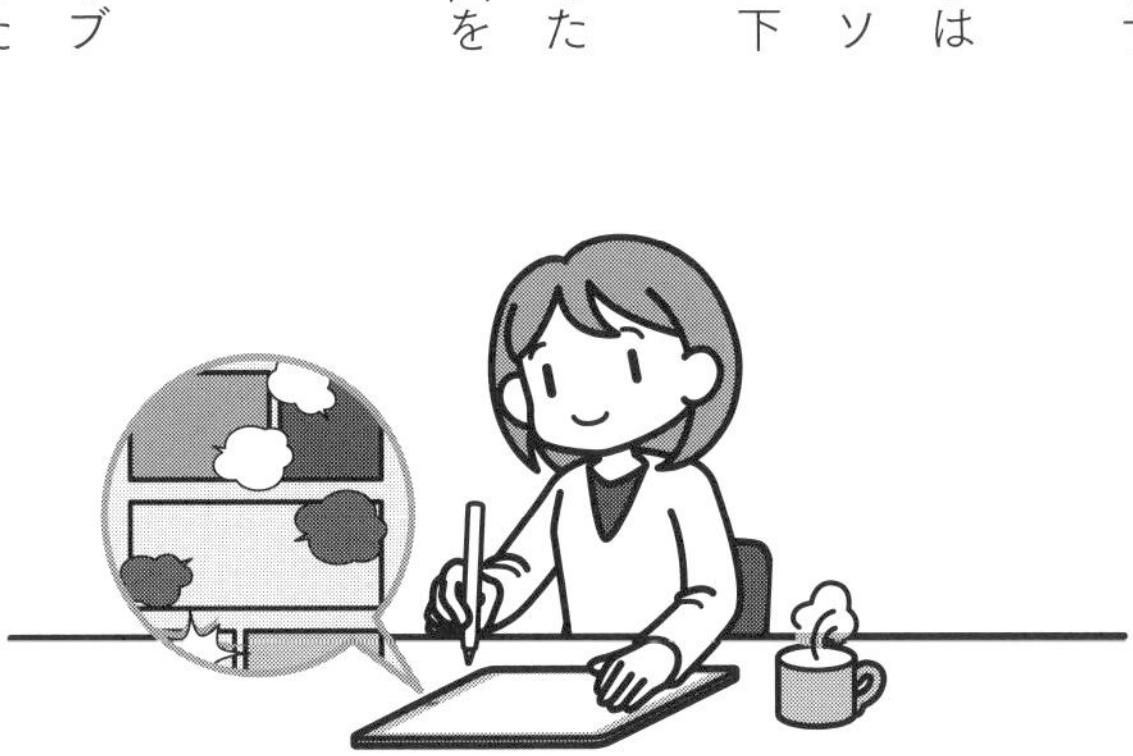

らコースを設計して組み立てて遊び、さらにインターネットを通じて世界中に公開して共有できるようになっています。さまざまなプレイヤーの創作力によって進化していくゲームが面白くないわけがありません。与えられたゲームの消費者だった子どもたちが、クリエイターにもなったのです。

子どもたちに大人気の「Minecraft」も創作的な要素の強いゲームで、さまざまな種類のブロックを配置して、建物や地形を作ったりすることができます。うちの子どもは、フィールドアスレチックのコースを作って、私にも遊ばせてくれました。デジタルの世界で建築家になり、世界遺産を再現している子どももいますし、大勢の力を結集して地球をまるごと再現するプロジェクトなども進行しています。

❺プログラムの開発者になる

子どもたちの創作はプログラミングの方向にも向かっています。「Minecraft」ではゲームのなかでコマンド（コンピュータへの指示）を使うことで、特定のアイテムやブロックを自動的に作り出す工場を作ったりすることもできます。

「Nintendo Labo」では段ボールを使った工作キットが人気ですが、注目すべきはこのソフトに含まれているToy-Conガレージというツールです。これは直感的でわかりやすい簡易プログラミングツールで、Nintendo Switch のコントローラーに内蔵されているセンサーやボタン、モーターなどを使って、音や振動を出力するプログラムを作成できます。

特別なプログラミング用のソフトがなくてもウェブブラウザだけでプログラミングを楽しめるScratchや小さなコンピュータを操作できるmicro：bitなど、子どもたちがプログラミングを経験できる機会は増えてきています。パソコンやタブレットなどを使って、さらに本格的なプログラミングスキルを身につけていく子もいます。

今後、子どもたちはこうしたプログラミングについての基本的な考え方などを学校で習うことになるのですが、遊びの中でこれを先取りしている子どもたちも少なくありません（第5章参照）。

ＩＣＴを使った創作活動の大きな特徴は、発表のハードルの低さです。子どもたちはこれまでもさまざまな創作活動をしていましたが、絵や書道などの作品は学校か地域の展覧会で発表されるくらいでした。

しかし現代ではインターネットを介して、作品を全世界に公表することが簡単にできるようになりました。優れた作品や共感を呼ぶ作品であれば、多くの人た

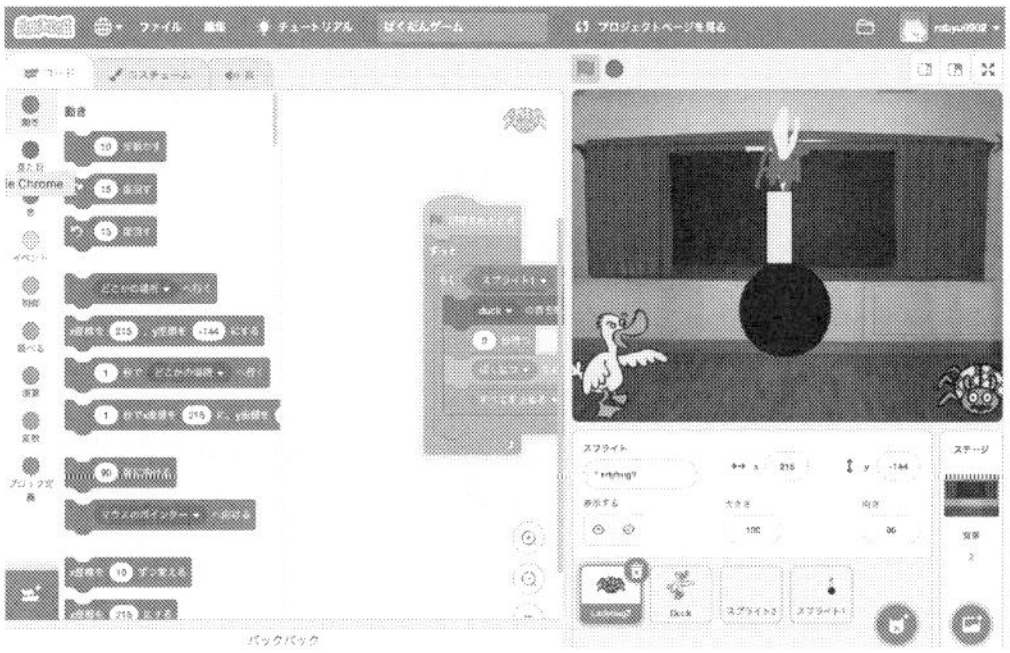

Scratchのプログラミング画面

ちにそれを鑑賞してもらったり使ってもらったりできるようになっています。発表の機会があることが創作活動の動機や励ましにもなっています。

第2章

ICTとコミュニケーション

1 コミュニケーションスタイルを変えたＩＣＴ

ゲームやネットから提供されるコンテンツの消費や創作とならんで、子どもたちの活動の中で大きな割合を占めているのが、ネットを使ったコミュニケーションです。特にソーシャルネットワーキングサービス（ＳＮＳ）と呼ばれるコミュニケーションのためのツールの発展は、子どもたちの人付き合いに大きな影響を与えています。ＳＮＳなどを使った1対1やグループでの会話は、チャットやトークという名前で呼ばれています。

ほとんどのＳＮＳは登録制になっていて、メールアドレスなどを登録してアカウント（会員証のようなもの）を作ります。このアカウントがあれば、継続的なコミュニケーションのグループの一員になれます。コミュニケーションの対象や密度を増やすための工夫も多くなされているので、人付き合いが広がりやすく、続きやすくなるための支援が行われています。

最近の通信制高校の中には、コンピュータの中に擬似的な学校を作り、生徒がアバターと呼ばれる自分のネット上の分身を登校させて、先生や仲間たちと交流できるネットシステムを整備しているところもあります。

このようにＩＣＴの発展によって、子どもたちのコミュニケーションスタイルは多様になってきています。実際にどんなコミュニケーションを行っているのか、いくつかの切り口から見ていきましょう。

❶リアルの知人

ネットを通じて繋がっている相手が、リアル、つまり現実世界の中でもよく見知っている友人であることがよくあります。子どもたちは家族や親戚、同じ学校の児童・生徒、卒業した学校の同窓生や塾の友達、バイト先の上司や先輩、同僚など、実際の知人の多くとネットを使って交流しています。

こうしたコミュニケーションは当然、現実の人付き合いの延長になりますが、直接会った時には言えないことが言えたり、逆に直接会った時には言わないことを言ってしまったり、コミュニケーションの質が変化することがあります。

❷ネット限定の知人

最近の子どもたちは、実際には会ったことのない未知の相手とネットを介して、継続的に交流していることがあります。多くの場合はＳＮＳなどで、共通の知人、趣味や関心が共通する人などと知り合い、継続したコミュニケーションを持っています。

こうしたオンライン上での付き合いから、交流が深まり、現実世界つまり「オフ」で会うことも珍しくなくなってきています。こうなるとネット限定の知人が、リアルの知人に変わることになります。大人の場合ではネット限定の交流から、結婚にいたったという例も最近では珍しくありません。

❸不特定の人

ICTを使うと不特定多数の人とコミュニケーションをとることもできます。インターネット上の掲示板や匿名性の高いSNSなどを介して、継続的でない、その時限りの交流を持つことは珍しくありません。

時にはこうした行きずりの交流から、現実世界で実際に対面する経験をする子どももいますが、残念ながらこれは特にリスクの高い行動です。

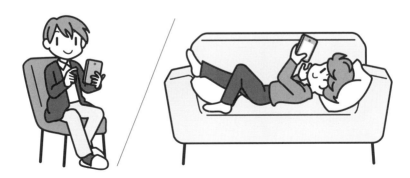

2 コミュニケーションツールの特徴

SNSなどのコミュニケーションツールには、それぞれにさまざまな特徴があります。特に匿名性の程度、交流範囲の広がりやすさなどの点から、主なサービスについて、その特徴を見ていきましょう。ただし、どんどん新しいサービスが生まれているので、こうした情報はすぐに古くなってしまいます。

❶Eメール

匿名性	低	交流範囲	狭

古典的なツールで、主にリアルの知人とのやりとりで使われます。ビジネスツールとしては一般的ですが、子どもたちにはメールのやりとりは面倒で、仲間同士のコミュニケーションツールとしては、あまり人気がありません。

❷LINE

匿名性	低	交流範囲	狭〜広

子どもたちにも大人たちにも広く使われているサービスです。電話番号と紐付けしたアカウントを使用しますので、匿名性が低いのが特徴です。家族内やリア

ルの友達との連絡やおしゃべりなどに使われていますが、登録したグループでの会話ができるので、クラスや趣味のグループなどでの交流、連絡に使われます。未成年の場合、交流範囲が広がりにくいように制限がされていますが、ＬＩＮＥ掲示板などを使うとリアルの対人関係を一気に超えて広がることもあります。

❸ Twitter

匿名性　高　｜　**交流範囲　中〜広**

アカウントが作りやすい匿名性の高いＳＮＳです。交流範囲が広がりやすいので、子どもの被害がもっとも多いコミュニケーションツールになっています。広報や宣伝を意識したアカウントも多数あるため、情報量が多いのも特徴です。知人同士のやりとりにとどまらない、新しい出会いや情報に触れる機会を拡大しやすいツールです。

❹ Facebook

匿名性　低　｜　**交流範囲　狭〜中**

実名を前提としたＳＮＳです。大人の使用が中心で子どもにはあまり人気がありません。

❺ Zenly

ちょっと特殊なツールですが、ここでご紹介しておきましょう。このアプリを使うと自分がリアルの世界でどこにいるかを常に友達と共有できます。大人には抵抗のあるアプリですが、子どもたちはいちいち会いにいく許可を求めたり、待ち合わせたりすることなく、友達とリアルに出会うことを歓迎しているようです。もちろん位置情報を共有したくない時には機能を停止することもできるのですが、このあたりの感覚には、さすがの私でもちょっとついていけない感じがすることもあります。子どもたちにとっては便利なツールなのでしょうね。

3 言語的コミュニケーションから非言語的コミュニケーションへ

一昔前には、ネットを介したコミュニケーションは、そのほとんどが文字を基本にしたものでした。このためやりとりできる情報の限界がしばしば指摘されていました。

しかし、現在では、音声や動画つきの通話が、標準的な機能になっています。

2020年の初頭、COVID‐19*のパンデミックによって、対面でのコミュニケーションを行いにくくなった社会状況で、ZOOMなどのオンライン通話ツールが爆発的に普及しました。表情、身振りなどの非言語的メッセージを伝えることができるツールは、グループでの会話や会議に使え、通信料金の低下もあいまって、利用のハードルが低いコミュニケーションツールです。

　これほど情報技術が進歩する前から、ネットの住人たちは非言語的なコミュニケーション*をネットに載せる方法を探ってきました。そのもっとも初期の形がアスキーアートです。

　画面上に表示される文字を使って絵や図を描き、言葉にしにくい感情やニュアンスを伝えようとしたのがアスキーアートです。その進化形がSNSで使われている絵文字やスタンプなのです。

　鈴木智彦さんというヤクザへの取材を専門とするジャーナリストがTwitterにこんな投稿をしていました。「今日取材した若い衆に、親分のどんなところを尊敬してますか？　と訊いたら『(LINEの)スタンプの使い方がほんとジーンとくるんです』といわれ、平成はほんとに終わるんだと思った」[1]

　思わず笑ってしまいそうですが、ヤクザの親分が発信する非言語的メッセージに感動したということでしょう。これは大人世代が「親分の渋い声に惹かれまし

*COVID‐19：25ページ参照。

*非言語的コミュニケーション：表情や身振り・手振り、視線、距離感などで行うコミュニケーションのこと。ノンバーバルコミュニケーションとも呼ばれる。

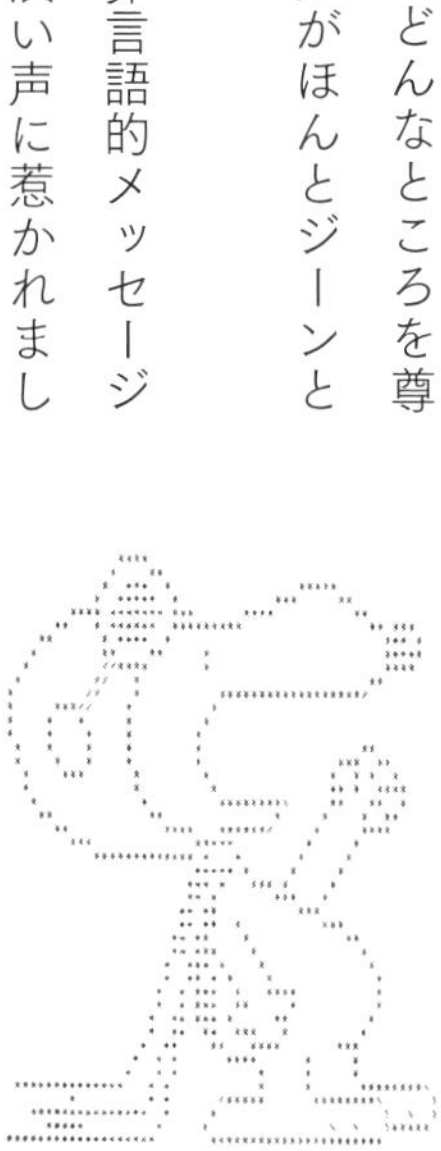

アスキーアートの例

た」「あの佇《たたず》まいがたまらないんです」というのと、実は同じ水準のことなのです。この感覚がわからないとだんだんと若い世代と言葉が通じなくなってきます。子どもたちはLINEのスタンプを通じて、大人が考えている以上の情緒的なやりとりをするようになってきているのです。

4 コンテンツ消費を通じたコミュニケーション

子どもたちはコンテンツの消費を通じて、他者とのコミュニケーションを同時に行っていることがよくあります。コンテンツの消費とコミュニケーションを同時に行うことによって相乗効果が生まれ、コンテンツもコミュニケーションもより楽しめるものになってきます。

❶コメント付きコンテンツ

ニコニコ動画という動画配信サービスは、視聴者が動画の画面の中にコメントを書き込むことができるのが大きな特徴です。たとえば、誰かがプレイしている画面に「行けーそこだー」とか「ざまあみろ」とか「ナイスプレイ!」などの文字を書き込むことができるのです。この書き込みがテロップのように画面に表示され、共に参加しているかのような一体感を体験することができるのです。

このコメント付き動画の魅力は、プロ野球を球場で一緒に観戦している体験に似ています。野球の試合はリビングのテレビで一人で見ることもできますが、球場の、できればひいきのチームの応援団席で、周りの人と一緒に応援の声を出したり失望の悲鳴を上げたりしながら見るのは、まったく別の経験になります。動画を見ることとコメントのついた動画を見ることの違いも、そこにあるのです。

コミュニケーションを取りながらコンテンツを消費することは、子どもたちにとってとても魅力的な経験です。YouTubeでも同じ動画を見た他の人のコメントに深く共感したり、読むことを楽しみにしている人がいます。絵や写真を見る時にも、他の人がその絵につけたコメントを読んだり、なんならどれほど多くの人がその写真に「いいね」の印をつけたりしているのかを見るだけでも、それを見る楽しみが増幅されます。

体験を共有することで、情緒を揺り動かす工夫をしているのです。Instagramという画像の共有を中心としたSNSは子どもたちにも人気がありますが、このサービスなどはまさにこの効果が人気のもとになっています。

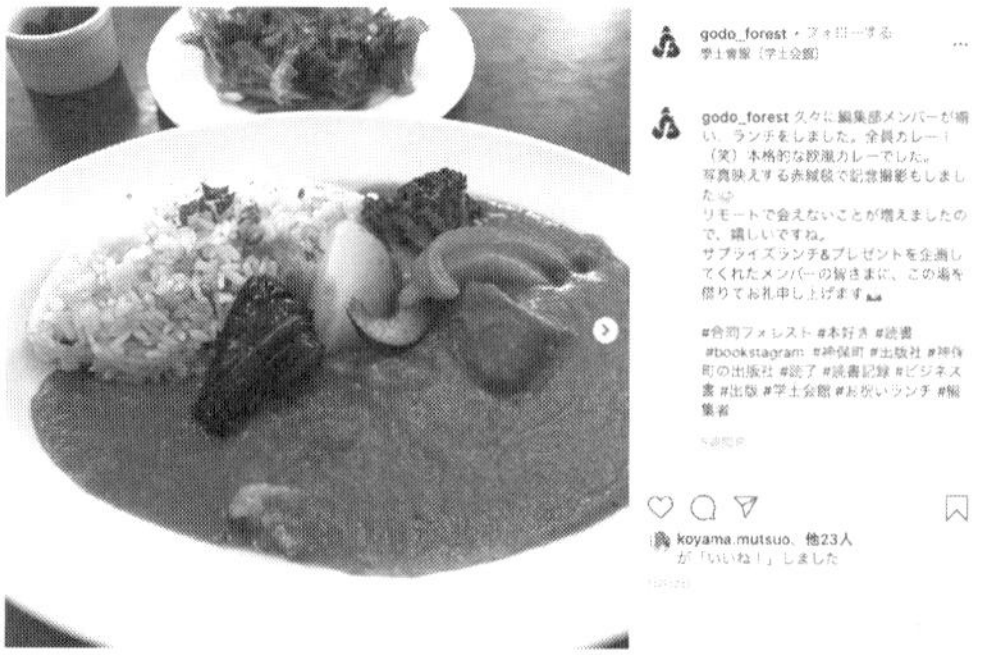
godo_forest
godo_forest 久々に編集部メンバーが揃い、ランチをしました。全員カレー！（笑）本格的な欧風カレーでした。
リモートで会えないことが増えましたので、嬉しいですね。
サプライズランチ&プレゼントを企画してくれたメンバーの皆さまに、この場を借りてお礼申し上げます
#bookstagram
koyama.mutsuo、他23人が「いいね！」しました

Instagramの画面

❷ゲームの中でのコミュニケーションスタイル

ゲームをする時にも、今の子どもたちはコミュニケーションを楽しんでいます。リアルの世界で、きょうだいや友達と一緒にゲームを楽しむこともありますが、オンラインでのゲーム・コミュニケーションも盛んに行われています。また、ゲームの経験や攻略法などを共有するネット掲示板やウェブサイトがあり、ゲームを話題にしたコミュニケーションで盛り上がります。

多くのオンラインゲームにはゲーム内チャットの機能があり、プレイしながら、あるいはプレイの合間に、他の参加者と文字を使っておしゃべりをすることができます。話題はゲームに関することが多いのですが、それ以外にも世間話、趣味の話に広がります。

また、ボイスチャットと呼ばれる音声を使ったチャット機能を持つゲームや、SkypeやLINEなどの音声通話の機能があるサービスを使いながらゲームをすることもできます。Discordという音声、テキストでのチャットができるツールは特にゲーマーたちに人気があります。別の場所にいながら音声でコミュニケーションしつつ、一緒にゲームをすることは、子どもたちにとって日常的な体験になっています。

診察室で時々「夜中になると子どもの部屋から独り言や笑い声が聞こえます」

と相談を受けることがあるのですが、多くの場合それは精神疾患の症状ではなく、ボイスチャットがその正体です。ヘッドフォンなどをしているので相手の声は聞こえませんが、子どもたちは「お前は右から攻めろ」とか「回復の魔法をかけてくれ」とか話しながら、楽しくゲームで遊んでいるのです。

オンラインのゲームは、他のプレイヤーの存在が大きな魅力になります。ゲームの得点を競い合ったり、持っているアイテムや自分のキャラクター、自分の作った家や街などを見せ合ったり、時には直接対戦したり、ゲームによってさまざまなコミュニケーションをすることができます。

競い合うだけでなく、いろいろな形でプレイヤー同士が協力しあうことができるのも、最近のゲームの特徴です。ゲームの中で決められたアイテムを交換したり、強い敵を一緒に倒したり、難しい冒険を一緒にクリアするなど、ゲームごとに共同作業が行える工夫がこらされています。

よく一緒に遊ぶゲームの相手を登録できるゲームや、チームを作って登録できるゲームもあり、継続的な交流を持つこともできます。最近ではサンドボックス系のゲームでもコミュニケーションを重視したものが出てきています。先ほど紹介した「あつまれ　どうぶつの森」がよい例です。

決まった仲間と続けて遊んだり、連係プレイの練習をしたりすると、仲間意識

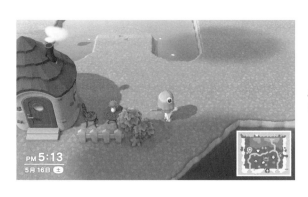

あつまれどうぶつの森のプレイ画面

が強まります。対戦型のゲームであれば別のチームと勝負するといった楽しみ方もあります。こうしたチームは、ギルドやクラン（氏族）など、いろいろな呼び方がされますが、グループでの活動に自分の居場所を見つけている子どももいます。子どもが遊ぶ時間によっては、時差を越えて海外の子どもたちとゲームを楽しむこともあり、私も不登校の子どもから海外にゲーム友達がいることを教えてもらったことが何度もあります。

❸４つの遊び方

このようなコミュニケーションの観点から、ゲームの遊び方を見ていくと、以下のようなタイプがあることが見えてきます。

●ソロ

オンラインのゲームを一人でプレイすることを好む子どももいます。こうした遊び方ででも、まったく一人で遊んでいるかと言えばそうではなく、自分が作り上げたキャラクターや編み出した技を人に見てもらうことを楽しんでいたり、ランキング表などを確認して他のプレイヤーを意識したりしていることもあります。

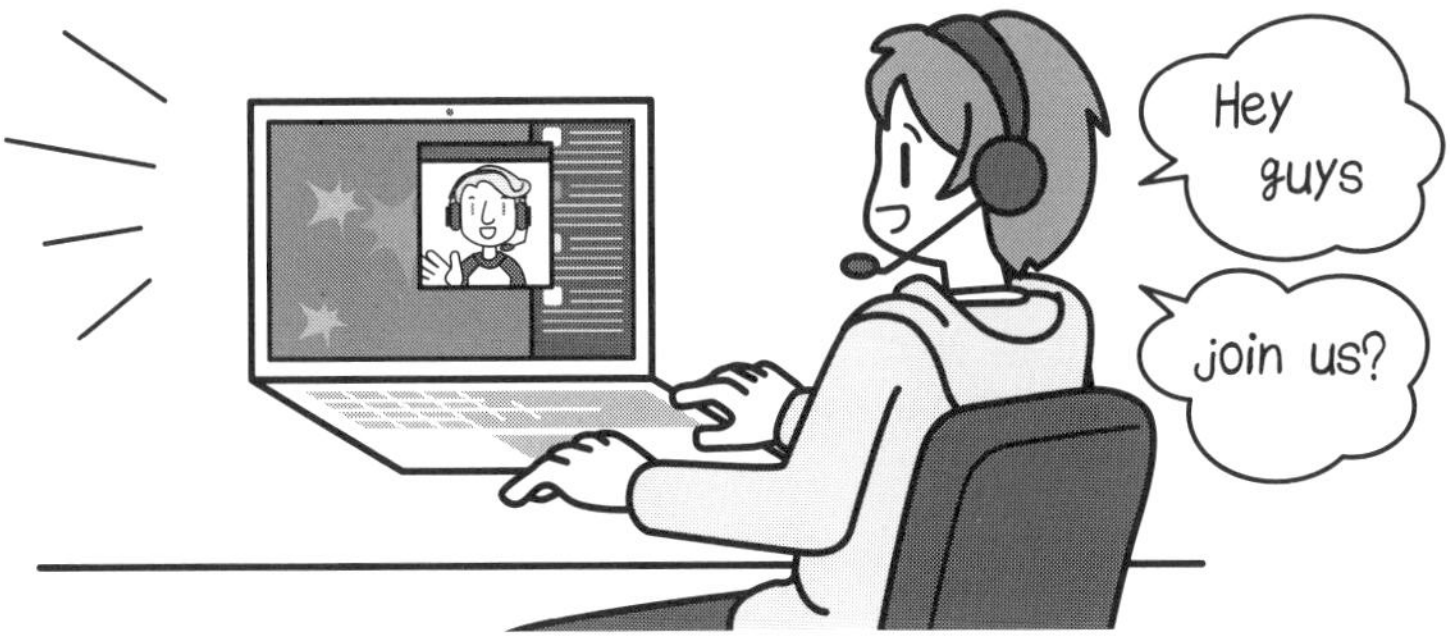

●即席チーム

ゲームの種類によっては、毎回ランダムに即席のチームを作って、相手と対戦するようなスタイルの遊び方もあります。一期一会ですが、こうした出会いをきっかけに友達の登録をしたりして、継続的な交流に繋がっていくこともあります。

●恒常的チーム

チーム登録すると、いつも同じメンバーでプレイすることができます。チームを作ってお互いが強くなれるようにアイテムを交換したり、連係プレイの練習をしたりといった、成熟した遊び仲間が形成されることがあります。

一方、こうしたチームが形成されると、プレイの時間をメンバーに合わせる必要があったり、急に抜けることが難しくなったりします。上手いプレイヤーは大人であることが多く、チームメンバーになると、深夜までゲームをすることになったりもします。

●大規模チーム

チームが大きくなり、時には何十人にもなることがあります。こうなるとチームを運営するために調整役としてのリーダー、初心者のガイド役、新しい情報を仕入れてメンバーに伝える役など、役割分担が必要になります。中高校生でもこうした大規模チームの中でリーダー役を引き受け、素晴らしい活躍をしている子どももいます。

❹ゲームを介したリアルなコミュニケーション

ゲームの世界の出来事は、リアルの世界での子どもたちのコミュニケーションにも反映します。子どもたちはゲームの話題で盛り上がりますし、上手なゲーマーは、他の子どもたちから一目置かれたりもします。

放課後、ゲームをするためにお互いの家を訪ねたり、公園に集まってゲームをすることもあります。公園で球技ができなくなったり、大声を出すことを禁じられたりという話も聞こえてきますが、子どもたちは案外しぶとく遊ぶ方法を見つけています。

5 時代は後ろには戻らない

この10～20年の間に、ICTの進歩は子どもたちの生活にも大きな影響をもたらしてきました。ICTの世界は、非常に重層的で、複雑な構造を持ち、娯楽や学習から人付き合いや創作、消費や労働に至る、さまざまな活動をカバーしています。

以前には考えられなかったその場限りの交流や継続的な交流、浅い交流や深い交流がさまざまな言語的、非言語的なコミュニケーションによって成立しています。そして、リアルな世界での人間関係と同様に、深く感動したり、激しく傷ついたりもしているのです。

このICTのある世界への移行が、歓迎すべきものなのか、忌避すべきものなのか、確信を持って答えられる人はおそらくいないでしょう。ICTが子どもたちの生活や私たちの社会にもたらした変化は、正の方向にも負の方向にもとても大きく、その進化の先がまだ見通せる段階ではありません。

EUで行われた調査では、ゲームで遊ぶことが学校でのより高い能力の発揮や、良好なメンタルヘルスと関係しているという結果も報告されています。[2] 一方で、ゲームに依存して日常の生活が崩壊したり、ゲームにお金を使い過ぎて、生活が破綻してしまったという問題が生じていることも事実です。

ただ、一つだけ確かなことは、私たちはもはや「ＩＣＴのある世界」から「ＩＣＴのない世界」へは、後戻りすることはできず、この状況を前向きに突破するしかないのだということです。

今の子どもたちの10年、20年後の暮らしを想像する時、ＩＣＴが使われなくなっている世界を思い描くのはほぼ不可能です。仕事も家庭生活も趣味も、おそらくは今よりもはるかに大きくＩＣＴに依存しているはずです。それを考えるとＩＣＴから遠ざかるばかりの対応には、おそらく勝ち目はありません。

今、私たちが考え、対策する必要があるのは、来たるべき将来の暮らしに適応できるように子どもたちの足元を固めておくことだと思います。

第3章

ICTとお金の関係

1 コンテンツの利用にお金を支払う仕組み

子どもたちのＩＣＴの利用には、しばしばお金にまつわる問題がでてきます。この章ではお金とＩＣＴ利用の現状について、少し整理してみましょう。

ＩＣＴを使った活動の中で、もっとも基本的なお金との関わりはコンテンツの利用にお金を支払うことです。ゲームの購入、電子書籍の購入、音楽のダウンロード、通信販売を使って商品を買ったり、コンサートのチケットなどを購入する時などに、料金を支払う必要があります。

子どもたちがＩＣＴを介して物品、サービスを買う場合、主な決済の方法は次の４種類があります。

●親のクレジットカードを使う方法

簡便ですが管理（パスワードや使用上限などの設定）をしっかりしておかないと、子どもが親の許可なく使用してしまったり、高額の支払いをしてしまうリスクがあります。

●プリペイド（前払い）カードを使う方法

Google や Apple、Nintendo、ＬＩＮＥなど子どもたちに馴染みの深い会社がプリペイドカードを発行しており、コンビニなどで購入できます。購入したプリペイドカードの金額以上に使うことはできないため、使い過ぎを防止することができます。

●銀行振り込み

一部のネットショッピングなどでは、銀行振り込みが使えることもあります。子どもは口座を持っていませんが、現金での振り込みや親の口座を使うなどの方法があります。

●電子マネーを使ったキャッシュレス決済

ネットでの支払いにも、リアルの世界での支払いにも対応できる、電子マネーが使われるようになってきています。電子マネーにはプリペイド型、銀行などの口座から即時に支払われる即時型（デビット型）、クレジットカードなどを利用した後払い型など、いくつかの支払い方法があります。スマホに登録した交通系ICカードもここに入ります。

先払い方式のプリペイド型電子マネーは、あらかじめ使える金額が定められているため、使い過ぎの防止には効果的です。また、電子マネーは使用履歴が確認できるので、リアルのお金よりもお金の使い方を把握しやすいという利点もあります。

スマホなどの通信費の支払い方法もいろいろあります。プリペイド式のものもありますし、通話の回数や通信の量によって支払額が増減し、毎月支払う方法もあります。高校生などでは定額分を親が負担し、追加分を自分の小遣いで支払うなどと、取り決めている家庭もあります。

2 ゲームとお金

ゲーム内の課金は、直接お金で支払うこともありますが、ゲーム内だけで通用する通貨*を実世界の通貨で購入し、それを使ってゲーム内で取引する形式がよく

＊ゲーム内通貨。ゲームによってさまざまな呼び名があるが、「石」と通称される。

見られます。

最近は無料で遊べるゲームも増えてきていますが、ゲームに多額のお金を使っている子どももたくさんいます。ゲームの世界に通じていないと、その使い道がわからないかもしれません。「ゲームに課金する」と言いますが、子どもたちは何を買っているのでしょうか。

❶課金の目的

プレイする権利

一番わかりやすいのはゲームを遊ぶ権利をお金で買うことです。家庭用ゲーム機などのゲームでは、データが入ったディスクを購入する必要があります。最近では購入したゲームのプログラムをインターネットを介して入手（ダウンロード）する方法もあります。また、一部のゲームは、定額制（サブスクリプション）の課金システムで、一定の期間、プレイする権利を購入する方式をとっています。

またゲームに新しい要素が追加される時に、無料で遊べることもありますが、購入する必要がある場合もあります。* 新しいキャラクターやストーリー、地図の領域などで遊ぶ権利を購入することができるのです。

＊追加コンテンツやダウンロードコンテンツ（DLC）と呼ばれている。

●**有利な状況を手に入れる**

強いアイテムやキャラクターを使うことで、有利にプレイを進めることができるゲームがあります。ダウンロードコンテンツの中に強いアイテムやキャラクターなどが含まれていることもあります。

数百円程度の一定額を支払うと、さまざまなアイテムが手に入る形式を採用しているゲームもあり、くじ引きのようにランダムにアイテムなどが与えられます。この何がもらえるかわからない仕組みは「ガチャ」と呼ばれます。＊

また、課金の額によってVIPなどと呼ばれるプレイヤーのランクが変わっていくシステムのゲームもあります。プレイヤーのランクが上がると、ゲーム内でさまざまな特典を受けることができます。

●**時間を買う**

ゲームの中にはお金で「時間」を買うことができるものがあります。この時間の購入は次のような形をとっています。

・お金を支払うことでキャラクターの成長に必要な経験値が早く貯まるようになり、短い時間で強くなることができる。
・短い時間でキャラクターが回復し、次のプレイを始めることができる。

＊昔からあるおもちゃの販売方式の「ガチャガチャ」に由来している。

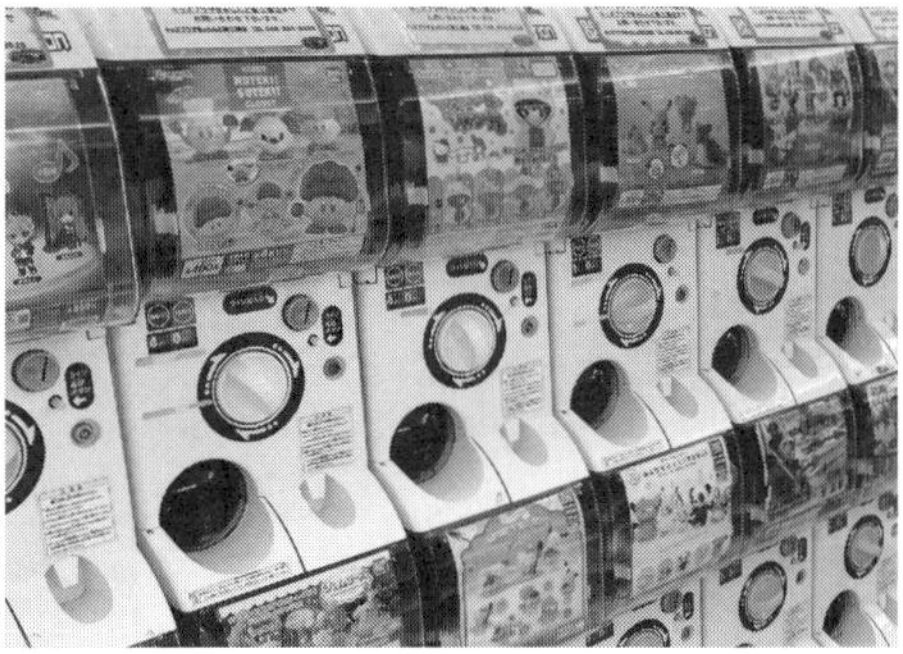

こうした課金を行うことで、子どもたちはより短い時間で強くなったり、ゲームを先まで進めることができます。

● キャラクターのおしゃれとコレクション

ゲームの勝ち負けには直接関係はありませんが、キャラクターやアバターに衣装やアクセサリーなどを買い求め、おしゃれのためにお金を使うこともあります。プレイする上では必ずしも有利なわけではありませんが、珍しい持ち物を集めたり、それを持っていることを自慢したりする人もいます。一方、キャラクターの外見や持ち物が、リアルの世界と同様に、からかいやいじめ、たかりのきっかけになることがあります。

❷課金のスタイル

このようにさまざまな課金の目的がありますが、その中には比較的安全なものとリスクの高いものがあります。一般に買い切りのゲームや定額制のサービスはいくらか安心できます。プレイする権利を購入するタイプのゲームは、金額の上限が明確で、それほど高額ではないことが多いので、比較的安全です。

これに対して、ゲーム中の課金には、上限がないことが多く、使い過ぎてしま

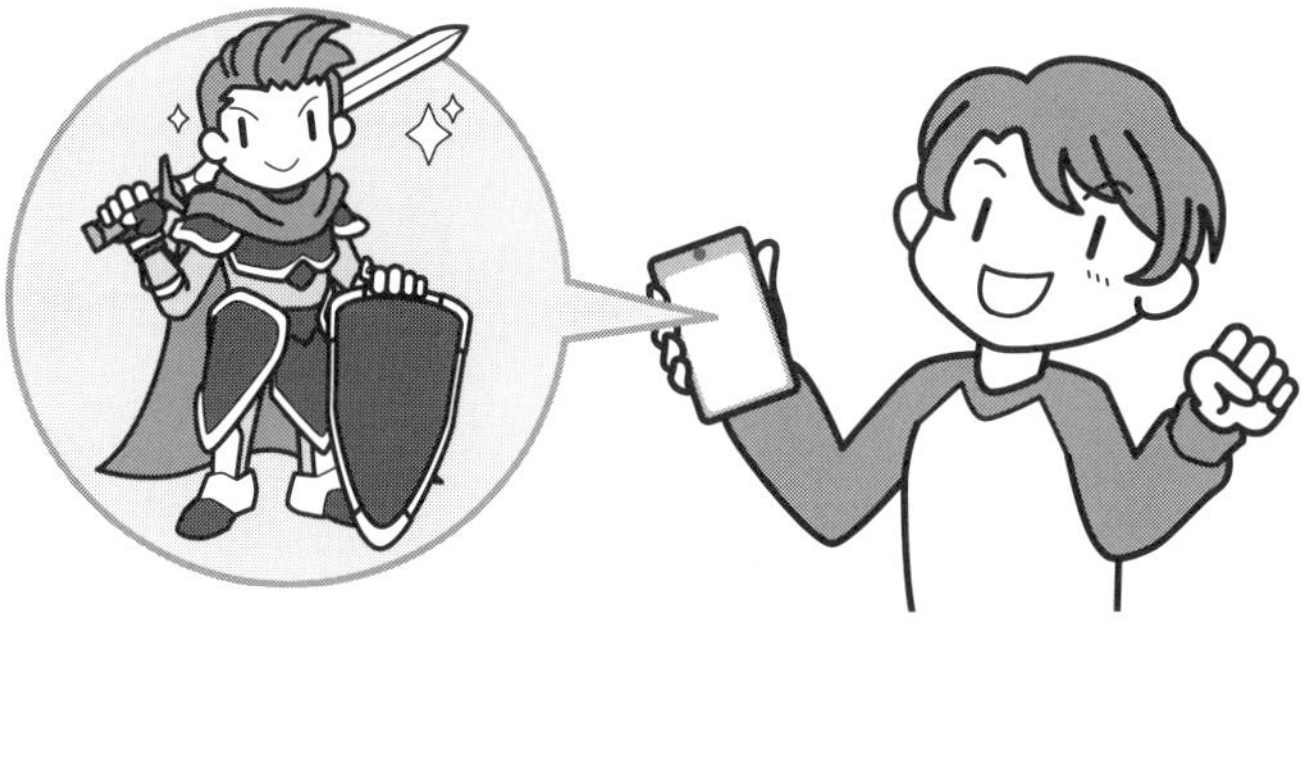

うことも珍しくありません。特にガチャでアイテムを買う時は、どんなアイテムがゲットできるか、ドキドキするようなスリルがあり、一種のギャンブルであると考えられています。このスリルがガチャでアイテムを買う衝動を抑えにくくしている要因の一つです。

特にアチーバータイプと呼ばれるプレイヤー（36ページ参照）では、すべてのアイテムをコレクションすることなどを目標にしていると、珍しいアイテムが手に入るまで課金を止められなくなる場合もあるので、要注意です。

海外に比べて比較的規制のゆるい日本では、国内のメーカーが提供しているゲームには、高額課金に繋がりやすく批判の対象になっているものがあります。ランダムに提供されるアイテムを全種類そろえると、希少なアイテムがゲットできるというコンプリートガチャ（コンプガチャ）は、あまりに射幸性*が強いという理由から禁止されました。

＊射幸性：努力ではなく、偶然によって利益を得ることができる要素、またはその度合いをさす。

❸新作ゲームへの志向

最近のゲームは基本的なプレイは無料のものも多いので、それで遊んでいる限りではお金のトラブルは発生しませんが、無料だからといって問題がないわけではありません。

子どもたちは大人になるまでにお小遣いをもらったり、時には無駄遣いをしたりしながら、お金を使って自分の人生の楽しみを増やしていく方法を学んでいく必要があります。これは消費者教育の一環とも言えるでしょう。そしてお小遣いが足りない時に、家でお手伝いをして稼ぐ、年齢によってはアルバイトをして稼ぐといった経験をすることは、働く大人になるための貴重な学習機会ともなります。

無料のゲーム、あるいは中古ゲーム屋で１００円や２００円で買ってくることのできる旧作のとても安いゲームは、値段が安いためにこうした経験の機会になりにくいという問題があるのです。診察室で、お小遣いを使うことにも稼ぐことにも興味がないという子どもに出会うことがあります。無料の、古いゲームでいつまでも遊べてしまう子どもに対する関わりは、案外と難しいものです。社会参加や就労に向けた動機づけが少し難しくなるのですから。

こうした意味では新作の、多くは数千円程度で購入できる流行のゲームを欲しがる子どもは、支援しやすい子どもであるとも言えそうです。流行の新作ゲームにはもう一つ大きな魅力があります。それは、同年代の他の多くの子どもたちが、同時に同じゲームで遊んでいるということです。子どもたちは似たような時期に同じゲームを手に入れて、競ったり、協力したり、情報交換したりしながらゲームを進めていきます。

これがコミュニケーションのきっかけになって、子どもたちの登校の動機を下支えしたり、特に人付き合いが苦手な子どもたちにとってとてもよい仲立ちになったりすることもあるのです。この同時代的な経験は、子どもたちの社会的行動の発達に寄与することもあります。

無料の、古いゲームで遊び続けられるのは一つの才能ですが、おせっかいな大人としては新作のゲームを、少し苦労して手に入れて、友達と一緒にクリアしていくという経験もしてくれるとよいのかなあと思います。それがとてもよい思い出の一つになりうることを、私は知っています。

3 ネットを使ってお金を稼ぐ子どもたち

意外な盲点は、子どもでもネットを介してお金を稼げるということです。昔は「せどり」*が、若者の小遣い稼ぎの方法の一つでしたが、今の若者は「ネットせどり」で小遣い稼ぎをしています。

実際の店舗やインターネットの通信販売、オークションなどで安く商品を買っ

***せどり**：古本屋で相場より安い本を買って、他の古本屋に持っていって高く売って利ざやを稼ぐ方法。

て、オークションサイトなどで高く売って差額を手に入れる方法ですが、業として行う中古品の売買には正式には都道府県公安委員会が発行する古物商許可証が必要です。これは未成年には交付されないため、子どもだけで行っている場合には、無許可で売買していることになります。

自分の使っていた物やもらい物をオークションで売ったりすることは合法ですので、遊び終わったゲームソフトなどを中古ゲーム店などに売って、お金に換えている子どももいます。以前は、珍しいアイテムや強くなったキャラクターなどを、現金で売り買いすること*がありましたが、ゲーム業者などの対策も進み、現在は下火になっています。

昔ならフリーマーケットで売っていた不要品なども、今はヤフーオークションなどのサービスや、メルカリなどを通じて売買されています。

時にはネットを介して、一部のマニアが求める写真や下着など性的嗜好の品物を売ったり、ネットで知り合った相手と「パパ活」「ママ活」と呼ばれる「援助交際」をしたりしてお金を得ている子どももいます。

この他、自分が運営しているウェブサイトに商品やサービスの広告を掲載して、商品が売れると企業やスポンサーから報酬が得られる方法*で収入を得ている子どもたちもいます。これは子どもたちにも人気のあるユーチューバー*の稼ぎ方です。

＊リアルマネートレード：RMT。

＊成果報酬型の広告＝アフィリエイト。

＊ユーチューバー：40ページ参照。

また、画像や動画などの投稿サイトに自分が作った作品を掲載し、それが売れることで報酬を受け取ることもできます。

このほかにも「ポイントサイト」というウェブサイトから、企業のサイトに入り、アンケートに答えることなどでポイントを稼いで、報酬を受け取っていることもあります。違法ではないのですが、個人情報の保護などの観点からは少し心配な活動です。

特殊な例ですが、ｅスポーツ*の大会に参加して商品や賞金を受け取っている子どももいます。ｅスポーツを職業とする人たちも出てきて、世界各国で毎年開催される大会には、ゲーム業界などさまざまな企業がスポンサーになり、億円単位の賞金が出る大会もあるとされています。ｅスポーツのプロ選手の中には大会賞金のほか、スポンサーからの支援金、広告収入など一億円を超える年収を得ている例もあると言われています。

また、子どもでは稀ですが、引きこもりの生活を送っている人などの中にも、オンラインでＦＸ（外国為替証拠金取引）や株式などの投資でお金を稼いでいる人もいます。

＊ｅスポーツ：「エレクトロニック・スポーツ」の略で、デジタル機器を使った対戦をスポーツ競技として捉える際の名称。

第4章

「発達障害」の子どもにとって、ネットやゲームはどんな存在なのか

ネットやゲームの問題を考える時によく話題になるのが、いわゆる「発達障害」のある子どもにとって、ネットやゲームがどんな存在であるのかということです。発達障害のある子どもたちは、生まれつき脳の働き方が多数派の子どもと異なっています。ものの見方、感じ方、考え方の道筋などが、定型発達と呼ばれる多数派の子どもと違うことが多いのです。

発達障害のある子どもたちも、成長する中でいろいろなスキルを身につけたり、約束ができるようになったり、よい生活の習慣が身についたりすると、本人に似合う暮らし、望む暮らしに近づいていけることが少なくありません。

この章では発達障害の子どもに見られる主な特性と、ネットやゲームとの関係について見ていきましょう。

1 自閉スペクトラム症（ASD）

自閉スペクトラム症の子どもたちは、人付き合いが行動のアクセルになったりブレーキになったりすることが少ない、なったとしても多数派の子どもに比べてそのインパクトが弱いという特性を持っていると言われます。この人付き合いを原動力にして行動することに障害があるとする考え方は、自閉スペクトラム症の社会的動機づけ仮説[1]と呼ばれ、有力な考え方になってきています。

自閉スペクトラム症のもう一つの大きな特性が、興味や関心の広がりにくさです。このために自分の好きなもの、やりたいことがなかなか増えていかないということが起こってきます。記憶力がよいという特徴が指摘されることがありますが、言い換えれば忘れるのが苦手であるということにもなり、嫌いなものが増えやすくなったりもします。

彼らの特性はネットやゲームの世界の中でどのような働きをするのでしょうか。自閉スペクトラム症のある子どもの人付き合いのトラブルは、リアルの世界でも起こりますが、ネット上の人付き合いでも、起こりやすいと言われます。

ネット上では現在も、文字を使った言語的なコミュニケーションが多く使われています。非言語的コミュニケーション*が使いやすくなっていることは確かですが、そうは言っても言語的コミュニケーションがまだまだ主役です。

自閉スペクトラム症の診断基準[2]には、「非言語的コミュニケーションの苦手さがある」と書かれていますが、実は、言語的なコミュニケーションの能力については明確に触れられていません。実際、自閉スペクトラム症の子どもの中には文

***非言語的コミュニケーション：**54ページ参照。

字を使ったコミュニケーションが比較的得意な子どもが多く、その場ですぐに返事をしなければいけない音声言語での会話より、自分のペースで読んで、自分のペースで返信を書き込むことができる文字を介したコミュニケーションの方が有利なのかもしれません。

さらには、スタンプやイラストなどのマンガ的表現による非言語的コミュニケーションは、リアルの非言語的メッセージに比べると、情報量が少ない分より明確で、自閉スペクトラム症の子どもにもいくらか理解しやすいものになっています。

このようにネットの世界は、自閉スペクトラム症のある子どもにとって、コミュニケーションのハンディキャップをいくらか埋めやすい場所である可能性があります。

また、彼らは他の子どもたちがあまり興味を持たない分野に強い興味を持つことがあります。たとえば、換気扇の型番と性能に強く惹かれたり、マンホールの蓋のデザインに強い興味を持ったりします。学校の図書室では換気扇について書いた本を見つけることは難しいでしょうし、マンホールの蓋の話に長時間付き合ってくれる友達が運よく見つかる可能性は低いでしょう。

しかし、ネットの世界には、マニアックな換気扇に関する情報がまとめられた

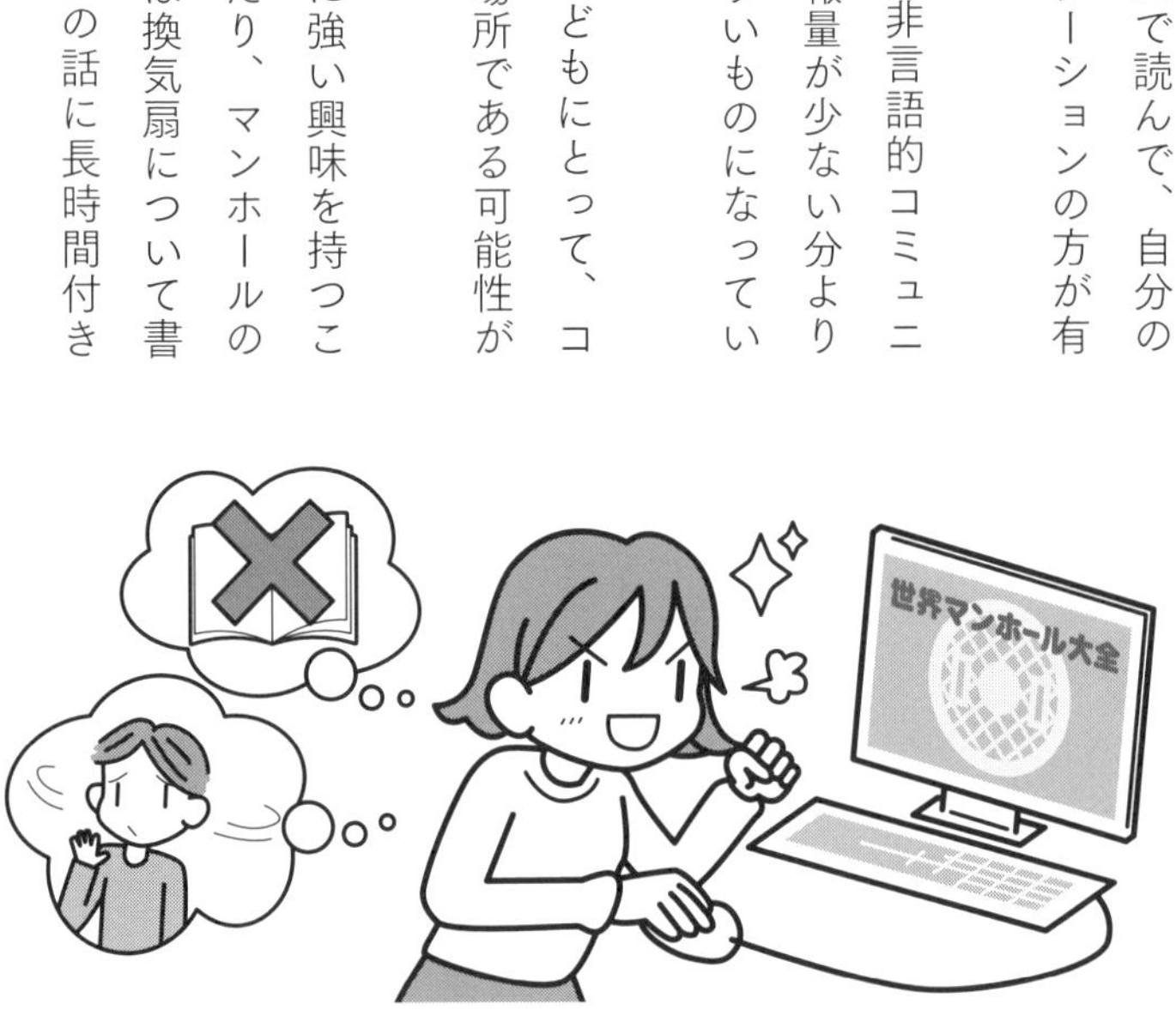

サイトや、マンホールの蓋のデザインについて情報が集められた掲示板がありま す。彼らの興味や関心をより深め、人付き合いにも繋げていける可能性がネット にはあるのです。自閉スペクトラム症のある青年ではSNSを使っていることが 友人関係の質が高いことと関係があるという研究[3]などもあり、社交のためのツールとしても期待が持てます。

しかし、興味があることに没頭し過ぎるという彼らの特性は、行動の切り替えの苦手さにも繋がります。運動場で遊んでいる時に「おしまいにして教室に入りましょう」と言われても、すぐにはやめられず、なかなか部屋に戻れなかったり、その言葉かけにかんしゃくを起こしてしまったりすることがあります。

このような子どもはやっぱり、ネットやゲームを「おしまい」にすることも苦手です。このために使う時間が長くなってしまったり、約束を守れなかったりすることが起こりやすいのです。

2 注意欠如・多動症（ADHD）

ADHDの子どもたちは、注意を長く持続したり、必要な所に注意を行き渡らせることが苦手、という特性を持っていることがあります。しかし、ネットやゲームの世界では、ADHDの不注意の問題よりむしろ過集中が問題になることが多いのです。ADHDの子どもは、好きなこと、関心のあることには飛び抜けた集中力を見せることがあり、ゲームの最中は声をかけられてもまったく気づかなかったり、何時間も集中してやり続けてしまったりすることがあります。

一方で、ICTは子どもたちをサポートする有効な機器にもなります。やらなければならないことはすぐにスマホのToDoリストに入れる、人と会う約束をしたらカレンダーに書き込み、リマインダーをセットする、財布やカギには忘れ物防止タグを付けてスマホで管理するなど、不注意を補ってくれるたくさんの道具があるのです。

私はHabitica[4]というToDoリストを使っていますが、歯磨きやひげ剃りといった日課や、出版社に原稿を送るといった特別なタスクをあらかじめ入力しておき、終わったらスマホやパソコンで完了のチェックをつけます。そうすると、このアプリケーションでは経験値やお金が手に入って、キャラクターがレベルアップしたり、もっと強い武器が手に入ったりするのです。そしてコツコツとタスクをこなしていくと、いつかアプリ上のクエストをクリアできるのです。

私はこうしてなんとか毎朝（だいたい忘れずに）ひげを剃って、出勤することが

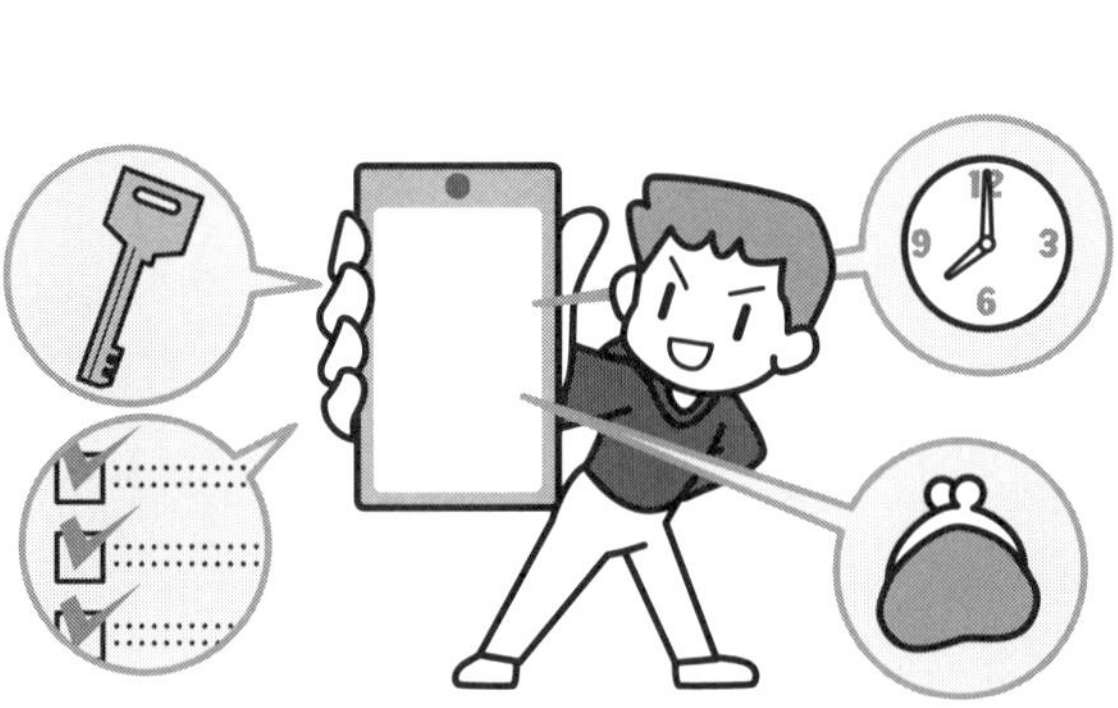

できています。大人になるまでにこうした自分の苦手をカバーする技を身につけることができるのかどうかは、ＡＤＨＤの人たちの暮らしの質にも大きく関わってくるのです。

また、彼らの持つもう一つの特性が、多動性・衝動性です。今のインターネット上には、あちこちに情報が散りばめられていて、リンクをクリックするととても面白い記事を読めたり、時にはしょうもない文章を読まされたりします。このような雑然とした環境は、実は多くのＡＤＨＤの人にとってはかなり居心地がよいものです。ひょっとすると彼らは多数派の人よりもネットを楽しめているのかもしれません。

一方で、彼らの衝動性は、ネットショッピングで無駄な買い物をしてしまったり、もっと危ないことには出会い系のウェブサイトを使って危険な性的行動に繋がってしまったり、自分の下着姿の写真をよく知らない人に送ってしまったりといった、厄介なできごとにも発展してしまいます。

またアメリカでは最近、ＡＤＨＤの治療のためのゲームが正式に認可されました。*このゲームで遊ぶと不注意の症状などが改善する可能性があるとされています。日本での開発も進められていますが、いずれ治療のためにゲームで遊ぶ、ひょっとすると遊ばなければいけない日がくるかもしれません。

＊塩野義製薬株式会社
「デジタル治療用アプリＡＫＬ－Ｔ01の米国における承認取得および欧州における CEマークの取得に関する Akili 社の発表について」
https://www.shionogi.com/jp/ja/news/2020/06/200624.html

3 限局性学習症（ＳＬＤ）

限局性学習症のある子どもたちは、全般的な知的能力の発達には障害はないのですが、読むこと、書くこと、計算することなど、学習に関わる特定の領域にだけ困難があります。ＩＣＴの発展によって一番メリットを得られるのは、この限局性学習症の子どもたちかもしれません。

読むことが苦手な子どもも、スマホやパソコンのテキスト読み上げ機能を使えば、文字の情報を音声の情報に変えて受け取ることが簡単にできます。文字の大きさや間隔、色、背景などを変えることもデジタル教科書であればすぐにできます。

また、書くことが苦手な子どもにとっても、キーボード入力やフリック入力（タッチスクリーン上で指をスライドする操作）、音声入力を使えば楽に文章が作れます。私はまだ「Hey, Siri.」*と呼びかけるのに抵抗があるのですが、まだ文字が書けない子どもたちでも音声入力を軽々と使いこなしています。また、漢字変換やスペルチェックの機能を使って、苦手な部分をカバーすることもできます。他

＊Apple製のiPhoneやMacで音声入力を使う時の決まり文句。

にも、間違って書いてしまったものを後から楽に修正できることもＩＣＴを使った出力の大きな魅力です。

　また、デジタル機器での入力は、文字の形を整えるのが苦手な子どもにとって、「字が下手」という恥ずかしさを感じることなく、自分を表現する機会の確保に繋がります。

　スマホにもパソコンにも、腕時計にも計算機が入っているため、計算や算数が苦手な子どもにとっては、足し算やかけ算のやり方さえ理解していれば、実際の計算は計算機に任せてしまうことができます。

　しかし一方で、ＩＣＴの発達は処理しなければいけない情報量の飛躍的な増加にも繋がっています。たとえば、一昔前は１本の医学論文を書くのにせいぜい10本とか20本の医学論文を読んで引用すればよかったのが、今では１００本とか２００本も読まないといけなくなっています。多くの分野で流通している情報の量は増えていて、それを読みこなさなければならないことが、限局性学習症のある人の負担の増加になっていることも考えられます。

4 「発達障害」とゲーム、ネットの使い過ぎ

このように発達障害のある子どもにとって、ICTの発達にはよい効果と悪い影響両面がありますが、とりわけゲームやネットの使い過ぎはしばしば問題になります。

自閉スペクトラム症、ADHDの子どもにとって、ネットやゲームのやめにくさ、没頭しやすさが課題になります。自閉スペクトラム症とADHDの診断で病院に通っている子どもたちのネットの使用について、岡山県のグループが調べた研究[5]があります。調査の対象は通院中の12~15歳の子どもで、インターネット依存度テスト（Internet Addiction Test）*という方法でネットの使用状況を調べています。その結果、総務省による同時期の一般の中学生を対象とした調査[6]に比べて、発達障害のある子どもでは、より多くがインターネットに依存的であることがわかりました（表❸）。

これは多くの児童精神科医や子どもの支援に関わっている人びとの実感とも一致していて、ネット依存、ゲーム依存の予防は、より切実な課題です。興味深い

表❸　発達障害のある子どものインターネット依存傾向

	依存的でない	依存の可能性あり	依存的
自閉スペクトラム症	39.8	49.4	10.8
ADHD	45.8	41.7	12.5
自閉スペクトラム症＋ADHD	44	36	20
参考：一般の中学生*	56.8	35.7	7.6

*総務省情報通信政策研究所による調査

ことに、この研究の対象になった子どもの2年後の状況を再度調べてみると、[7] 最初の調査の時点で依存的と判断された子どものうち、6割が依存の状態ではなくなっており、逆に新たに5％の子どもが依存状態であると判断されています。

つまり発達障害のある子どものネットへの依存は思ったより流動的で、依存的になったり治ったりするものであることがわかります。

一般の子どもを対象にした研究でも同様の傾向が見られます。子どものネット依存状態はあまり固定的なものと考えず、可変的な問題と考えた方がよいのかもしれません。

またデジタル機器の使い過ぎが発達障害の原因になるかのような主張がなされることがありますが、現時点ではそれだけで発達障害が引き起こされるという研究結果はありません。発達障害のある子どもの生い立ちにゲームやネットが与える影響を考えながら、上手く付き合っていけるとよいでしょう。

5 子どもの特性から見えてくること

発達障害の子どもたちは、生まれつきのものの見方や感じ方、たどりやすい考

*インターネット依存度テスト（Internet Addiction Test）：アメリカの心理学者 Kimberly Young が開発した依存度チェックリスト。5段階で回答し合計点で依存度を判断する。

えの道筋などが、多数派の子どもたちと少しずつ、さまざまな形で異なっています。こうしたものの見方、感じ方の違いは、発達障害の子どもの場合ほど見えやすいものではありませんが、多数派の子どもたちの中にもそれぞれ見られるものです。

発達障害とネット、ゲームの問題というのは見えやすい関係なのですが、そうではない子どもたちの場合でも、生まれ持ったその子どもの特性、それまでの生い立ちの中で身につけてきた好みや行動のパターンが、ネットやゲームとの付き合い方に反映されます。ネットやゲームの問題を考える時、一人一人の子どもの特性から見ていくという考え方は、多数派の子どもの場合でも必要な視点です。

第5章

子どもとICTリテラシー

1　ＩＣＴリテラシーとは

リテラシーという言葉は、もともと文字を読み書きする能力を意味しますが、ＩＣＴリテラシーという言葉は情報通信技術を使える能力を指しています。同じような意味合いでネットリテラシー、コンピュータリテラシー、デジタルリテラシーなどいろいろな用語が使われていますが、情報通信技術全般の活用能力を指して使われるＩＣＴリテラシーという言葉が、もっとも広い範囲を指しているようです。

日本の総務省は、インターネットを安全に安心して活用するためのリテラシー指標[1]を定めて、すべての青少年の習得が望まれる能力として、次の３つの項目を挙げています。

・インターネット上の違法コンテンツ、有害コンテンツに適切に対処できる。
・インターネット上で適切にコミュニケーションができる。
・プライバシー保護や適切なセキュリティ対策ができる。

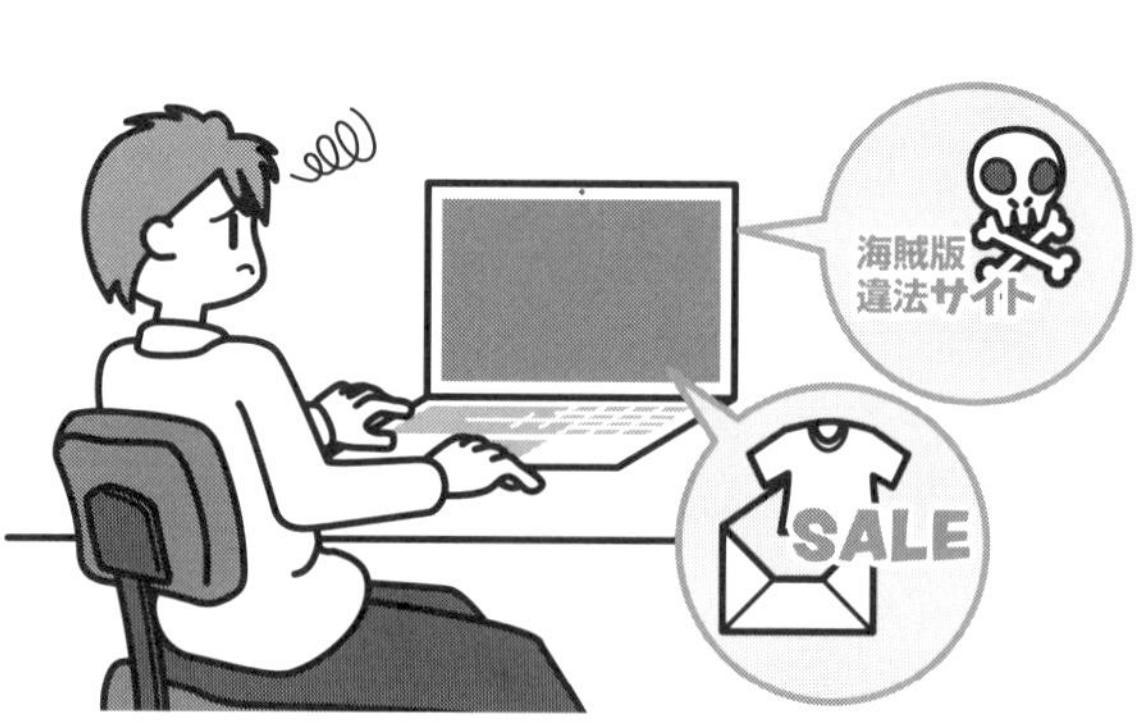

また、文部科学省は情報活用能力の育成の課題として、次の3つのキーワードを挙げています。

・情報活用の実践力
・情報の科学的な理解
・情報社会に参画する態度

このようにICTリテラシーを構成するいくつかの要素があり、いろいろな言葉で表現されていますが、私は次の3つの項目で、ICTと付き合うための能力、リテラシーを考えています。

・ICTを使えるリテラシー
・ICTを安全に使うリテラシー
・ICTを使い過ぎないリテラシー

次項からそれぞれがどんなリテラシーであるのか、確認していきます。

2 ICTを使えるリテラシー

現代のICTはとても複雑で、それを使いこなすためにはかなりの準備が必要になります。文部科学省は、新しい学習指導要領（２０２０年度から順次実施）の中に、初めて明示的に「情報活用能力を育成する」を目標に掲げ、「教育の情報化に関する手引」[2]（２０１９年12月公表）の中で、具体的な目標や到達のための方法などを詳細に記述しました。

その中には「情報を見つける、整理する、分析する力」「情報を創造、表現する力」「プログラミングする力」など使えるリテラシーに関連する項目がいくつも含まれています。文部科学省はこれを学習の基盤となる資質・能力の中に位置づけており、子どもたちが大人になった後の生活や生涯学習に欠かせない能力だと考えています。

その上で、文部科学省は、子どもたちの学習そのもののＩＣＴ化を推進する方向に舵を切りましたが、すでに日本は先進国の中ではかなり遅れをとっています。国立総合教育研究所が公表したＯＥＣＤ生徒の学習到達度調査（ＰＩＳＡ、２０１８）[3]の結果によると、「教室の授業でデジタル機器を使う時間」「コンピュータを使って宿題をする」「携帯電話やモバイル機器を使って宿題をする」などの項目でＯＥＣＤ諸国の中で最下位になっています。

こうした動きに連動して、文部科学省は２０１９年度から「学校における携帯電話の取扱い等に関する有識者会議」[4]を設置し、これまで禁止されてきた学校へ

図❻ デジタル機器使用時間

1週間のうち、教室の授業でデジタル機器を使う時間の国際比較（2018 年）

(1) 国語の授業

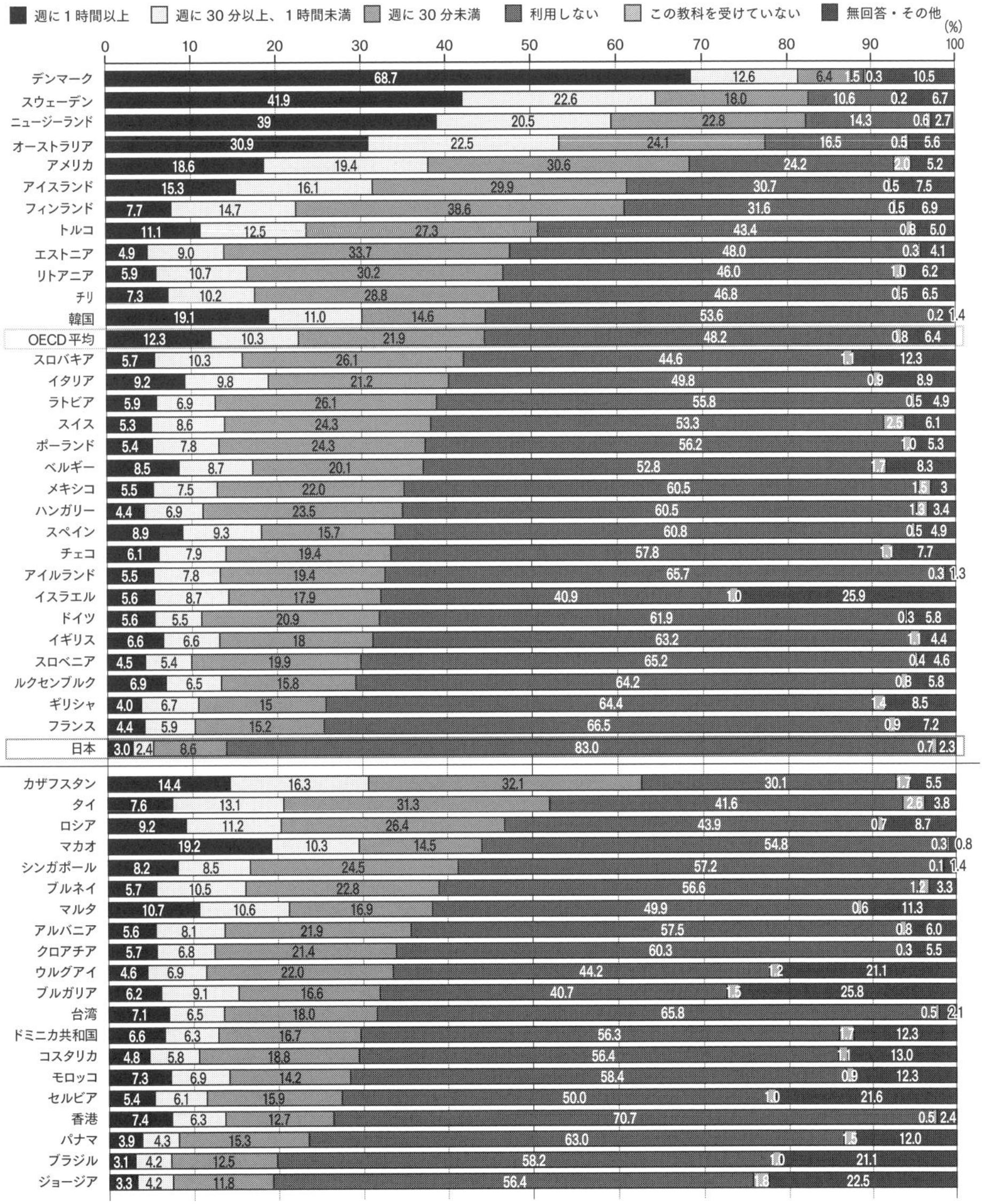

(注)「週に1時間以上」「週に 30 分以上、1時間未満」「週に 30 分未満」と回答した生徒の割合が多い順に上から国を並べている。

出所：OECD PISA2018 データベースをもとに国立教育政策研究所が作成。

の携帯電話の持ち込みなどについて再検討を始めています。

子どもたちにとっても、ＩＣＴを使いこなす能力を身につけることは、彼らの将来の可能性を広げ、特に知的な生産活動に従事できる可能性を高めます。何かに興味を持ったり、困ったりした時にＩＣＴを使って関連する情報を探すこと、集めた情報を記録し整理すること、自分が調べたり考えたりしたことを人に伝わりやすい方法で表現することなど、職業的な生活のみならず日々の暮らしや趣味の活動を充実させるためにも、そして来たるべき子育てを乗り切っていくためにも助けになるさまざまな技術がそこにあるのです。できるだけ多くの子どもがＩＣＴに親しみ、それを生活の質の向上に繋げていけるような教育が今、求められています。

3　ＩＣＴを安全に使うリテラシー

❶個人情報を管理するために

ＩＣＴを安全に使うために必要な知識やスキルはたくさんありますが、中でも重要なのは個人情報の管理です。プライバシーに関わる情報を適切に管理するスキルは、誹謗中傷や実生活に影響する被害を避けるためにも重要で、この点では案外、子どもたちの方が大人世代よりも先行していることもあります。

最近、マーケティングの世界ではＺ世代（Generation Z）*が注目されています。[5] 彼らは、技術を身体の一部であるかのように扱い、その悪い面もよく知っています。そしてプライバシーを重視して、迂闊《うかつ》にＳＮＳに参加しない、匿名でよい場面では使い捨てるアカウント（捨てアカ）などを上手く使っています。

実際、私の周囲を見回しても、インターネットやＳＮＳを危なっかしく使っているのは、中高年の世代です。すぐに実名が推測できそうなアカウント名を使っていたり、必要なところにパスワードなどのロックをかけていなかったりもします。

内閣サイバーセキュリティセンターが公開している「インターネットの安全・安心ハンドブック」[6]は、無料でダウンロードすることができ、もっとも基本的な安全のためのリテラシーを知ることができるように作られています。ぜひ一度目を通してください。

❷身体に現れてくる影響

臨床に携わっている医師の立場からは、ＩＣＴと付き合う上での身体面への配

＊Ｚ世代：１９９５年から２００８年に生まれた若者たち。幼い頃からデジタル機器やインターネットのある生活を体験している。

慮も、ぜひ学んで欲しいところです。

1つ目は、座っている時間との関係です。座位時間が長いことが、肥満や心血管系の障害などと関係があることが指摘されており、ネットやゲーム中の長時間の着席は注意が必要です。Apple Watchには長時間の着席を検知して立つことを促してくれるアプリが用意されています。

最近のゲームの中には、身体の運動を取り入れた「Wii フィット」や「リングフィットアドベンチャー」といったソフトもあり、肥満の予防などにいくらか効果があるのではないかとも言われています。[7]「Pokémon Go」などの位置情報ゲームも外出の機会を増やすことに繋がるかもしれません。

2つ目は、目への影響です。

近視の進行は、近業（近くを見る作業）や、屋外活動の減少との関連が指摘されますが、画面を見ている時間（スクリーンタイム）と近視の関係については、実は未だによくわかっていません。[8]

スマホのような小さい画面を近距離で見ることが斜視（片方の目が見ている目標と違う方向を向くこと）の発生と関係していると疑われていますが、これもまだ学術的に確かめられたことではありません。ただし、3D表示の画面やVR*装置

*VR（Virtual Reality）：仮想現実。現実ではないが、それと同じように感じられる視覚や聴覚、触覚などの刺激を技術的に作り出すこと。

（Virtual Reality）については、より強く斜視との関連が推測されていて、機器によっては7歳以上、13歳以上などといった年齢制限が設定されています。

3つ目は、睡眠への影響です。

これまでの多くの研究では、病的なインターネットの使用が見られると睡眠時間が短くなるなど睡眠の問題が増加することがわかっています。[9] この研究では特に成長期に質のよい睡眠を確保することの重要性が強調されています。

アメリカ睡眠医学会[10]の推奨する睡眠時間は表❹の通りですが、日本学校保健会の調査[11]によると、日本の子どもの睡眠時間はとても短く、小学校高学年から中高生では、平均値がこの推奨睡眠時間を下回っています。

最近ではスマホを見ながら寝落ちするせいで、若者の睡眠時間は逆に増えているという調査もありますが、入眠前に液晶画面を見続けると睡眠の質を悪化させることもわかっています。質のよい睡眠のためには、就寝前の2時間は、テレビやデジタル機器を見ないことが理想です。

表❹　推奨睡眠時間

4～12カ月	12～16時間*
1～2歳	11～14時間*
3～5歳	10～13時間*
6～12歳	9～12時間
13～18歳	8～10時間

*昼寝の時間も含む

❸行動に現れてくる影響

ゲームと暴力

事件の報道などからネットやゲームといじめ、暴力との関係が懸念されています。このテーマではたくさんの研究が行われていますが、こうした研究をとりまとめた文部科学省の研究報告[12]では、「ゲームを初めとするメディアの暴力・残虐表現が、その影響度については議論を残すものの、現時点においては青少年の攻撃性・攻撃行動等に何らかの影響を与えていることを完全に否定するのは難しいといえる」という、影響があるとも、ないともとれる、極めてあいまいな表現がなされています。

確かに、「前向き追跡研究」という信頼性の高い方法で行われた研究[13]でも、ゲームに接することが素行問題の減少に繋がっているという結果が報告されたり、大人を対象とした研究[14]では、「グランド・セフト・オートV」という暴力的なゲームをプレイさせても、暴力的な傾向は高くならなかったと報告されたりもしています。

一方では、暴力的ゲームと攻撃性に関連があるとする、質の高い研究をまとめて検討した報告[15]もあり、すっかり安心するわけにもいきません。子どもたちが見ているものを大人が一緒に見て、そこに注意を払うことが求められています。[16]

また大人が強引な方法でゲームの時間を減らそうとしたり、時には取り上げようとしたりすることは、ゲームを大切にしている子どもたちにとって「力ずくでもそれを守りたい」という気持ちにさせてしまうことがあります。暴力を誘発するような関わり方は避けておきたいところです。

このほかにもゲームをしていたり、ボイスチャットをしていたりする時の言葉づかいが気になるという相談もよくあります。この場合、その言葉づかいはその子どもの同級生やよく見ている動画配信者などを真似ていることも多いものです。家庭の言葉づかいから社会の中での言葉づかいへの変化の過程であると考えてもよいでしょう。

暴言にしても、暴力にしても、ネットやゲームからの特別な影響を考える必要は実はあまりありません。問題は家族への反抗心が著しく強くなって、家族の行動や言葉づかいがモデルにならなくなったり、リアルの友達付き合いの魅力が乏しくなって、より刺激的で過激なネットやゲームの影響だけを受けてしまうことにあります。穏やかな言動を好む文化を魅力的に見せていくことが課題です。

●ネットといじめ

ネットを介したいじめは、現実世界のいじめと同様に、いじめられる子どもに

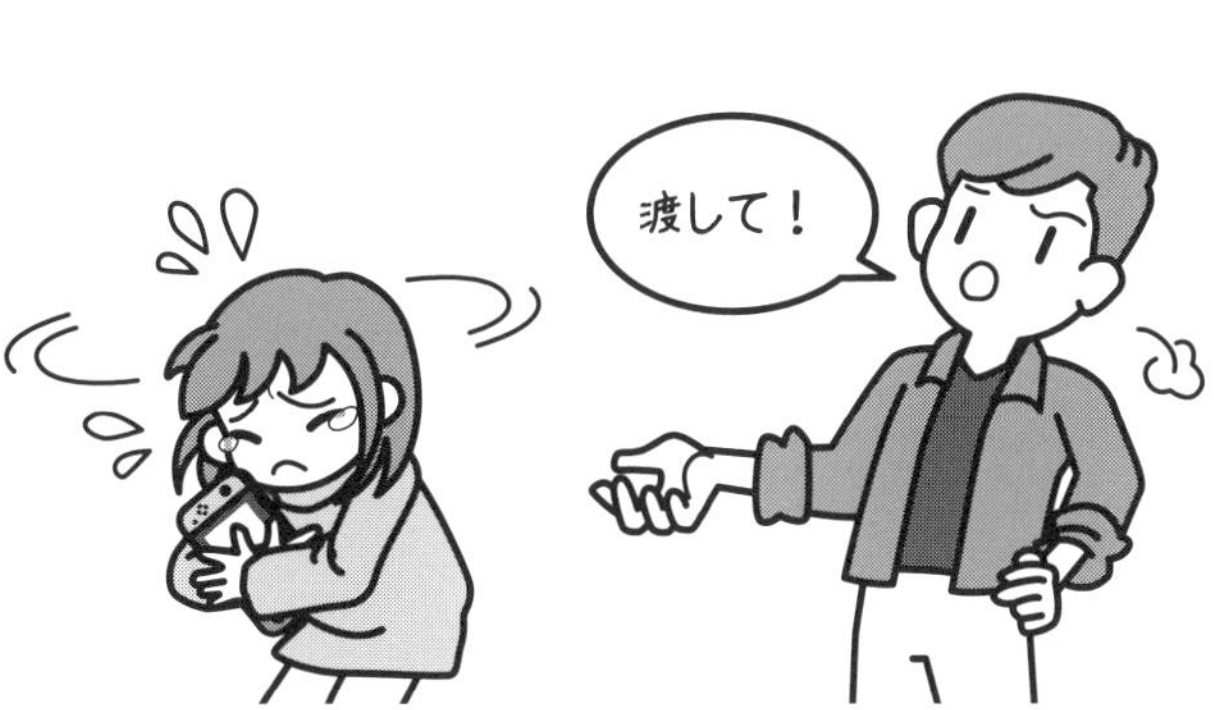

長期にわたる深刻な影響を及ぼすことがあります。

ネットいじめには、左の表❺のような種類があると言われています。[17] ネット上でのいじめの多くは現実の人間関係に起因すると言われていますが、現実のいじめとは関係なく被害・加害が起こっている例も報告されています。また学校でのICTスキルについての教育はいじめを増加させてしまうとも言われています。ICTの使い方を教える時には、あわせて情報モラルに関する教育を行っていくことが必要であるようです。

リアルの世界のいじめに比べると、ネットを介したいじめは痕跡が残るので、大人にとっては把握しやすく、証拠が確保しやすいとも言われています。ただ一見、解決したように見えてもネットの中に書き込みがそのまま残ったり、何かの拍子に蒸し返されたり、拡散されたりすることがあるのも、ネットいじめの特徴です。またネット上の情報は半永久的に残るものが多いため、成長しても禍根を残すこともあります。

また学校や塾などを離れても、家庭まで追いかけてくることがネットのいじめへの対処を難しくしています。安心できる時間や場所がなくなってしまうことは子どもにとってはとてもつらいことです。

表❺　ネットいじめの種類

挑発行為	メール、メッセージを使っての争い、けんか。怒りの言葉、侮辱的表現を被害者に送りつけること。
迷惑行為	からかいや攻撃の言葉を繰り返し被害者に送ること。
ネットストーカー	ひどい迷惑行為を繰り返し続け、被害者を脅したり恐怖感をもたせたりすること。
中傷行為	悪口をインターネット上で広げること。被害者の評判や人間関係に傷をつけるように、噂話を第三者に送ったり掲示板に書き込んだり、画像などの情報をアップロードしたりすること。
なりすまし	被害者の評判や人間関係を傷つけたり被害者をトラブルに巻き込んだりするように、被害者になりすましてメールを送ったり掲示板に書き込んだり、画像などの情報をアップロードしたりすること。
拡散	被害者の個人情報や他の人に知られたくない情報や画像等をインターネット上に公開し拡散すること。
騙しと拡散	第三者を騙して、被害者の個人情報、他の人に知られたくない情報や画像等を手に入れ、それをインターネット上に公開し拡散すること。
仲間外れ	インターネット上のグループから、被害者を意図的に仲間外れにすること。

和久田学『学校を変えるいじめの科学』より改変

4 ICTを使い過ぎないリテラシー

子どもとネットやゲームとの付き合い方について考える時、使い過ぎの問題は一番対応に困るところです。どのくらい使っていると使い過ぎになるのでしょうか。ネットやゲームの使い過ぎは本当に病気なのでしょうか。

❶行動の「嗜癖《しへき》」*

しばらく前から精神医学の世界では使い過ぎの状態を依存（dependence）と呼んでいました。まず、問題になったのが様々な物質への依存であり、アルコール依存症（alcohol dependence syndrome）という病名を聞いたことのある方は多いと思います。依存という言葉には、「ないと困ってしまう」というニュアンスがあります。アルコール依存であれば、ずっと飲んでいたアルコールを急にやめると、手が震えたり大量の汗をかいたりと、身体にいろいろな症状が起こります。つまりアルコールがある状態に身体がすっかり慣れてしまい、なくなった時に身体の働きに変化がでるのです。*

＊**嗜癖：**読みづらくわかりにくいので、英語のままアディクションとも呼ばれることもよくある。

＊依存している物質がなくなると症状が出現することを「離脱」と呼び、また同じ量の物質では効果がなくなりだんだんと量を増やさなくてはならなくなる状態を「耐性」と呼ぶ。

もう一つの依存の形が精神依存です。これはアルコールがないと物足りなく感じる、ないと探しにいく、子どもの給食費に手をつけてお酒に使ってしまうなど、アルコールに対する欲求が強く抑えられない状態をさします。アルコールや麻薬などに対する依存症では、この身体依存と精神依存の両方が見られるのが特徴です。

その後、こうした物質ではないものへの依存という考え方がでてきました。ギャンブルや買い物、性的活動などのさまざまな行動も依存の対象になるというものです。このような流れの中で精神医学の世界では依存のかわりに嗜癖（addiction）という用語が使われることが増えてきました。

この嗜癖という言葉はずいぶん昔から使われていたのですが、それがまた専門用語として復活してきたように見えます。[18] 依存という用語は物質による薬理効果が人体に及ぼす影響という意味で用いられることが多く、精神的な影響だけで成り立っている行動の問題に使うことには批判も多かったのです。

この嗜癖という言葉は現代的には、物質やそれ以外のものを、有害な形で過剰に用い、離脱や耐性をともなうものとして使われます。この場合の離脱や耐性には、身体の反応だけではなく精神的な苦痛や不快感が生じることも含まれます。そして行動に関する問題については行動嗜癖という概念がまとめられ、研究が進められています。

ただこの行動嗜癖を精神疾患として扱うべきであるのかどうかについては、未だに議論が続いています。[19] この領域の中で現在最も研究が進んでいるのは、ギャンブルに対する嗜癖です。アメリカの精神医学会が作成した、世界中で使われることの多い、DSM－5[20]という精神疾患の診断と統計のためのマニュアルの中ではギャンブル障害（Gambling Disorder）として正式に採用されています。

❷ゲームの嗜癖

それではゲームへの嗜癖は今、医学の中でどのように考えられているのでしょうか。DSM－5でゲームの問題はインターネットゲーム障害（Internet Gaming Disorder）という名前で掲載されています（表❻）。この診断基準を少し詳しく見てみましょう。

この基準には9個の項目があり、このうち5個以上が最近1年間の間に起こるとインターネットゲーム障害と診断されることになります。この中には⑵離脱

表❻　インターネットゲーム障害（IGD：Internet Gaming Disorder）診断基準

臨床的に意味のある機能障害や苦痛を引き起こす持続的かつ反復的な、しばしば他のプレイヤーとともにゲームをするためのインターネットの使用で、以下の5つ（またはそれ以上）が、12カ月の期間内のどこかで起こることによって示される。

(1)　インターネットゲームへのとらわれ（過去のゲームに関する活動のことを考えるか、次のゲームを楽しみに待つ；インターネットゲームが日々の生活の中での主要な活動になる）

注：この障害は、ギャンブル障害に含まれるインターネットギャンブルとは異なる。

(2)　インターネットゲームが取り去られた際の離脱症状（これらの症状は、典型的には、いらいら、不安、または悲しさによって特徴づけられるが、薬理学的な離脱の生理学的徴候はない）

(3)　耐性、すなわちインターネットゲームに費やす時間が増大していくことの必要性

(4)　インターネットゲームに関わることを制御する試みの不成功があること

(5)　インターネットゲームの結果として生じる、インターネットゲーム以外の過去の趣味や娯楽への興味の喪失

(6)　心理社会的な問題を知っているにも関わらず、過度にインターネットゲームの使用を続ける。

(7)　家族、治療者、または他者に対して、インターネットゲームの使用の程度について嘘をついたことがある。

(8)　否定的な気分（例：無力感、罪責感、不安）を避けるため、あるいは和らげるためにインターネットゲームを使用する。

(9)　インターネットゲームへの参加のために、大事な交友関係、仕事、教育や雇用の機会を危うくした、または失ったことがある。

注：　この障害には、ギャンブルではないインターネットゲームのみが含まれる。ビジネスあるいは専門領域に関する必要性のある活動のためのインターネット使用は含まれないし、他の娯楽的あるいは社会的なインターネット使用を含めることを意図したものではない。同様に、性的なインターネットサイトは除外される。

➡現在の重症度を特定せよ

インターネットゲーム障害は、普段の活動の破綻の程度により、軽度、中等度、または重度とされうる。重症度の低い人は症状の数が少なく、生活上の破綻も少ないかもしれない。重度のインターネットゲーム障害をもつ人は、より多くの時間をコンピュータ上で過ごすであろうし、よりひどく、交友関係や、職歴もしくは学業面での機会を失うであろう。

症状、(3)耐性症状が含まれていますが、これらは必須の条件ではありません。また(4)インターネットゲームに関わることを制御する試みの不成功という項目があることにも注目すべきでしょう。

このインターネットゲーム障害は実は、DSM－5においては未だ正式な病名とはなっていません。この項目は「今後の研究のための病態」という分類に入っており、その理由として「公式の精神疾患診断として採用するための証拠がなお不十分であると判定した」と書かれています。少なくともDSM－5が公表された2013年の時点では、これを病気や障害として取り扱う決断ができるだけの研究の積み重ねはまだなかったのです。

一方で、2022年に正式な発効が予定されている世界保健機構（WHO）がとりまとめているICD－11[21]では、ゲーム症（Gaming Disorder）という病名が正式に採用されることになりました。ゲーム症の診断のガイドラインは下のとおりです（表❼）。

こちらはインターネットゲーム障害とは異なり、ガイドラインの4つの項目すべてを満たすことが求められるため、当てはまる子どもはより少なくなる可能性があると考えられています。[22]

このICD－11でのゲーム症の採用に関しては、研究者や現場の支援者の間

表❼ ゲーム症診断のガイドライン（ICD－11）

- □ ゲームのコントロールができない（たとえば、開始、頻度、時間、終了など）
- □ ほかの生活上の関心事や日常の活動よりもゲームを選ぶほど、ゲームを優先する
- □ 問題が起きているが、ゲームを続ける、または、より長くゲームをする
- □ 行動の様式は、個人、家族、社会における、学業上、職業上、またはほかの重要な領域での明らかな機能障害を引き起こすほどに重症である

▶ **これらの症状が、12ヶ月以上続く場合に診断する。しかし、すべての症状が存在し、しかも重症である場合には、それより短くても診断は可能である。**

から賛成、反対、両方の声があがり、いまだに議論が続いています。アメリカの基準とＷＨＯの基準の違いは、どこからきているのでしょうか。

これを疾病として扱うことに賛成している研究者たちは、ゲームが引き起こす問題の大きさや、それが公衆衛生的な問題であると考えられること、さらにゲーム関連企業などがこの問題を小さく見せようとしているのではないかとの懸念があることなどを、その理由として挙げています。[23]

一方でこれに反対する研究者たちは、ゲーム症を疾病として扱うべきだとする科学的根拠が未だに十分ではないこと、ゲーム症はあったとしても比較的稀であると考えられること、そして何を疾病として扱うべきかについて十分に議論されないうちにゲーム症を病気と捉えることによって、健康にゲームをプレイしている子どもたちにスティグマ*をもたらす恐れがあることを反対の理由に挙げています。[24,25] これは難しい問題です。

❸ゲームにはまり過ぎる子ども

では、このようなゲームの嗜癖に当てはまるような人たちは、いったいどのくらいいるのでしょうか。残念ながら日本国内で信頼できる方法でこれを調べた研究は、私の知る限りではまだありません。世界中からの報告をまとめた研究[26]では

＊スティグマ： 差別や偏見のこと。

その割合は0・7%から27・5%と極端に幅のあるものでした。

大規模な複数の国の大人を対象とした研究では、人口の0・3%から1%程度にインターネットゲーム障害が見られると報告されました。[27] またゲームをしている人のうち3人に2人にはインターネットゲーム障害の症状はまったく見られませんでした。

こうした報告は極めてばらつきが多く、どの程度の人が本当にこの障害の基準に該当するのかを判断するのは難しいのですが、中国、韓国、シンガポールといったアジアの国々では高い数字が報告されることが多く、また男性や年齢が若い人たちに多い傾向はあるようです。台湾の10歳から18歳の子どもを対象とした研究では、3・1%の子どもがIGDT－10*というテストでインターネットゲーム障害の閾値《いきち》を超えたと報告されています。[28]

こうした問題のあるゲームの使用は、思ったより長く続かないということもわかっています。ドイツで行われた14歳から18歳の子どもを含む2年間の追跡研究[29]では、1・0%の人だけがずっと問題のある使用が続いており、その他のほとんどの人たちは、問題はあったとしても一時的なものでした。

これらの研究からおおよそ言えることは、ほとんどの子どもたちは嗜癖と呼べるようなゲームとの付き合い方をしておらず健康に使っていること、一時的に嗜

＊IGDT－10（Internet Gaming Disorder Test 10）：DSM－5を元に作成された評価ツール。

癖の状態になったとしても長く続かない場合が多いことなどでしょう。しかしごく一部の子どもに、長く持続する、深刻な問題が起こっているのもまた確かなことです。そうした子どもへの対処は第9章でじっくりと考えていきたいと思います。

ゲームへの嗜癖とうつや不安といった、他の精神症状との関連も気になるところです。ヨーロッパで行われた6歳から11歳の一般の子どもを対象とした研究[29]では、ゲームを長い時間プレイしていてもメンタルヘルスの問題が増えることはなく、友達関係の問題は減るとされています。

しかし嗜癖となった場合には、やはりその関連が強いことが報告されており、またADHDとの併存が多いこともわかっています[30]。ただ、うつや不安がゲーム嗜癖の原因なのか、結果なのかという問題は難しく、それを確かめるための十分な研究はまだ行われていないようです。

❹ネットにはまり過ぎる子ども

さらに難しいのはネットやスマホにはまる子どもたちです。ゲームにはまだインターネットゲーム障害やゲーム症などの診断基準が用意され、研究者たちから判断のための一定のコンセンサスを得て提唱されています。ところがインターネットの使い過ぎなどについては、広く合意された基準がまだありません。

インターネットへの嗜癖は、「インターネット依存症（Internet addiction disorder）」「問題のあるインターネット使用（problematic Internet use）」「病理的なインターネット使用（Parthological Internet Use）」「強迫的インターネット使用（compulsive Internet use）」「インターネット過剰使用（Internet overuse）」など、いろいろな名前で呼ばれています[31]。また、使い過ぎにはスマートフォンが関わっていることが多いため、スマホ依存という概念も提唱され始めています[32]。

インターネットが果たしている機能があまりにも広範囲にわたり、使い方も多様であるために、インターネットの使い過ぎに関する研究は、ゲームに関するものよりもさらに少ないのです。

このような手探りの状況の中で、子どもたちのネットの使い過ぎの実態を把握しようという試みがいくつかなされています。

２０１５年に愛媛大学のグループが、日本の中学生がどのようにインターネットを使っているのかを調べています[33]。その研究では、２％の子どもが嗜癖的であると判断され、21・７％が嗜癖の疑いがあるとされました。

約24％がインターネットへの嗜癖・嗜癖的であるというのはなかなか高い率ですが、この研究では１９９８年に作成された「インターネット依存度テスト（I

ＡＴ）」が使われているため、設問や判断の基準が現代の暮らしに合っていない可能性もあり、その点に留意する必要があります。

　また、２０１２年から２０１３年に行われた10万５００人の中高生を対象にした、大規模な研究では、問題のあるインターネット使用であると判断された子どもが７・９％（男子６・２％、女子９・８％）であったという報告がなされています。[34]

　まだ限られた研究しか行われていませんが、インターネットへの嗜癖もゲーム症などと同様にさまざまな問題に繋がる可能性があり、大人が関心をもっておくべき課題です。

❺なぜ嗜癖が起きるのか

　これまで見てきたように、少なくとも一部の子どもたちに、ネットやゲームへの嗜癖が起こってくるのは確かなようです。どのような子どもに嗜癖が起こりやすいのか、それが解明されてくれば、嗜癖を避けるための有効な対策を考え出す手がかりになるはずです。

　社交不安やうつ、自閉スペクトラム症*、ＡＤＨＤ*などの精神疾患がゲーム症の起こりやすさと関連しているとされています。[35]また、衝動的な傾向や素行の問題、

＊自閉スペクトラム症：78ページ参照。
＊ＡＤＨＤ：81ページ参照。

家族的要因としての両親の関係の不安定さや離婚などもリスクとなりうる要因として挙げられており、心的外傷の経験などが関与するとも言われています。日常生活でのフラストレーションと嗜癖の関係を指摘する研究[36]もあります。フラストレーションを抱えていることでゲームを終了しにくくなり、ゲーム時間が延びるとされています。

また、脳の中の報酬系*と呼ばれる回路を刺激する効果が高いゲームほど、依存を起こしやすいとも言われます[37]。ゲームの開発者は、プレイヤーがゲームから快感を体験できるように、さまざまな工夫をこらしていますが、この快感＝報酬への期待がそのままゲームのやめにくさにも繋がっていると考えられます。ゲームのタイプでは、MMORPG*が、より嗜癖になりやすいとする研究[38]があります。

確かに、アクション、探検、コレクション、社交など、さまざまな刺激が報酬となるMMORPGは、一度その作品世界にはまるとなかなかやめられない魅力があることは、ゲーム愛好者である私にはよくわかる気がします。またわれわれの研究ではADHDの子どもにおいて、FPS、TPSやサンドボックスをプレイしているとインターネット依存度テストの結果が高くなるという関係が見出されました[39]。

＊報酬系：Reward System。脳のなかで、報酬を受け取ったり予測したりした時に反応し、快感や幸福感を引き起こす回路のこと。刺激を受け取って快感を感じる神経回路。

＊MMORPG（マッシブリー・マルチプレイヤー・オンライン・ロール・プレイング・ゲーム）：25ページ参照。

これらは子どもたちの間で特に流行しているジャンルであり、それも大きな魅力なのかもしれません。同様の関係が自閉スペクトラム症の子どもには見られなかったことも、興味深いところです。

このようにネットやゲームを使い過ぎてしまう、やめられなくなることの背景はとても複雑です。意志が弱いからゲームがやめられないのだとか、怠けものだからゲームばかりやっているのだとか、そんな単純なものではないのだということが、わかっていただけたのではないでしょうか。

❻ゲームやネットの使い過ぎは病気なのか

ここまでいろいろな視点から見てきましたが、今の時点で、ゲームやネットにはまり過ぎた子どもを精神疾患であると考えた方がよいのかどうかは難しい問題で、専門家の間でも意見の対立が続いています。私自身も結論を出すのはまだ時期尚早ではないかと考えていますが、しっかりとした診断基準が整備されることで、これからの研究の進展に期待したい気持ちも大いにあります。

大人は、子どもが期待するほど勉強しなかったり、学校に行って欲しいのに、登校してくれなかったりすると、その理由がゲームにあるのだろうと短絡的に考えがちです。その時それをゲーム症という病気だと考えてしまうと、その病気さえ治れば、勉強したり、学校に行ったりしてくれるとつい思ってしまいそうです。

しかし残念ながらそれはたいていの場合、うまくはいきません。病気として扱ってしまうことで、かえって親子の対立が激しくなってしまうようでは、なんのための診断なのかわからなくなってしまいます。

現代の子どもたちにとって、欠かせない生活の一部となっているゲームやネットは、子どもに関わる多くの問題に登場してきます。しかしそれは必ずしも主役ではなく、目立つ脇役であることも多いのです。ゲームやネットへの嗜癖を意識し過ぎることで、問題の本質から目をそらしてしまうことのないようにしたいものです。

第6章

使い過ぎを防ぐためにできること

1 リテラシーを身につけることを支援する

ここまでに、子どもたちを取りまくＩＣＴの世界がいかに魅力的であり生活に欠かせないものであるのか、またそれを使いこなすために、いかに多くのＩＣＴリテラシーを身につけていく必要があるのかを見てきました。それでは子どもたちが健全にＩＣＴと付き合っていくことを助けるために、大人には何ができるのでしょうか。

前章で見てきたようなさまざまなリテラシーを身につけていくのは、なかなか難しいものです。ＩＣＴ機器を使うためにこれほどたくさんのことを学ばないといけないということは、そもそもＩＣＴは子どもが安全に使えるようなものではないということでもあります。それなのに、ＩＣＴを使うことは将来の大人の暮らしには絶対に必要で、使い方を覚えていかなければいけないものでもあるのです。

本章ではまず、使い過ぎないリテラシーの獲得をどのように手助けしていけばよいかということを見ていきます。次の第７章では、ＩＣＴを使えるリテラシーと安全に使えるリテラシーについて考えていきたいと思います。

2 嗜癖を予防するために

残念ながら、ゲーム症に関して十分に効果が確認された予防法はまだありません。危機感を持って取り組んでいる人たちが、それぞれに手探りで進んでいるのが現状です。

❶時間制限は有効？

長い時間、ネットやスマホを使っていることで、嗜癖が起こると考えている人がいます。もしその考えが正しければ、ネットやスマホを使う時間を制限することで、ゲーム症などの発症を予防できるはずです。香川県は2020年にネット・ゲーム依存を減らすことを目的として、ゲームで遊ぶ時間に1日60分という目安を設ける条例を地域で制定、施行しましたが、このような制限は効果が期待できるのでしょうか。

韓国では2011年から「シャットダウン制度」*を導入しました。その結果、

***シャットダウン制度**：深夜0時から6時の間、16歳未満の子どものオンラインゲームへのアクセスを禁止する法律。

いったんは子どものインターネット利用時間が減少しましたが、数年後には導入前と変わりがなくなってしまいました。また、インターネット嗜癖の発生や子どもの睡眠時間への影響もありませんでした。[1] 現在、韓国では家庭でシャットダウン制度を採用するか選択できるようになっています。

また、中国でも2019年10月から、22時から8時の間の18歳未満の若者のゲームへのアクセスが禁止されました。* これらの制限についても親のアカウントを使うなどの回避方法があることが指摘されており、どの程度の効き目があるのかは、疑問視されています。

ゲーム嗜癖については、ゲーム時間の長さはその原因ではなく、嗜癖の結果として、生活の中でゲームが長時間を占めるようになると考えた方がよいのかもしれません。

目標はゲームの時間を短くすることではなく、時間を自律的にコントロールできるようになること、つまりゲームをおしまいにする力を身につけることではないでしょうか。条例や規則などの形で一律に決める形の約束にどの程度の効果があるのか、今後検証していく必要がありそうです。

＊プレイ時間も平日90分、休日180分に制限されるとともに、オンラインの課金についても上限額が設定されたと言われている。

❷ゲームと学力

ここでちょっと目を転じて、ゲームと学力の関係について少し考えてみます。この議論も複雑です。ゲームの時間が長い子どもはテストの正解率が低いなどとする調査もあり、直感的にはそれももっともだと思うのですが、厳密に科学的に調べていくと必ずしもそうではないことがわかります。

テレビやゲームを見る時間が1時間長くなっても、勉強時間は1～2分程度しか変わらず、それよりもむしろ親が勉強したかを確認している、親が勉強をみている、勉強する時間を決めて守らせていることなどが勉強時間に影響しているという報告があります。[2] この報告によると、勉強するように言うだけだとほとんど効果がないか、女の子ではむしろマイナスの効果になっていることも興味深いところです。

また、時間が1時間未満であれば、ゲームをしている方が進学実績がよいという調査[3]もあります。この研究ではゲームの時間について「自分の決めたルールがあった」ことが、よい進学実績と関係しているという結果も出ています。

社会学者で、ひきこもりなどを研究テーマにしている井出草平氏は香川県で行われた学習状況調査のデータを根拠として「成績という観点でみれば家庭でネット・スマホ利用のルールを定めていないことではなく、児童がそれを守っていないところに問題が見られる」と述べています[4]。これも納得できる主張です。ここでも大人と子どもの約束のあり方がクローズアップされてきます。

❸大人と子どもの「約束」

このようなことから私は、子どもの使い過ぎないリテラシーの獲得のためには、大人との約束を小さい頃から一つひとつ大切に積み重ねていくことがポイントであり、それがゲーム嗜癖を予防するための一番手堅い方法ではないかと考えています。

この時に忘れてはいけない前提は、**「ネットやゲームについての約束は子どもには守れない」**ということです。これがこの本の中で一番大事なキーフレーズです。ネットやゲームはあまりにも魅力的なので、それについての約束は、そもそもほとんどの子どもには守ることができません。

なぜそんなに確信をもって言えるのか。それは私自身が、ゲームについての約束は守れなかったし、今も守ることができないからです。締め切りを過ぎた原稿がどれだけあっても、ゲームをやめることはできないのです。実際に診察室で出会う子どもや大人から話を聞いても、約束を自分の力だけで守れている子どもは多くありません。

ネットやゲームについての約束は、子どもが守るものではなく、大人が守らせるものです。少なくともネット、ゲームの世界に出会った初めのうちは、子どもは約束を守れないという前提で関わるのが手堅い方法です。そこを肝に銘じておかないと、子どもに対して腹がたったり、叱るべきでないところで叱ってしまったりすることになります。子どもが約束を守れないのは大人の失敗であると考えた方がよいでしょう。

● 一緒に約束を作る

親が一方的に作った約束を子どもに守らせるのは、なかなか難しいものです。子どもが納得していない約束は、無視、嘘、反抗に繋がりやすいのです。時間や根気が必要ですが、子どもと一緒に約束の内容を考えた方が、先々、約束を守らせることが楽になります。もちろん子どもの年齢があまりにも低い時は、相談というよりも親が作った約束を説明して同意してもらうという形になりますが、年齢や言葉の力の伸びに合わせて、相談や交渉の形に変えていけるとよいでしょう。

この時に、なぜ約束をして、使える時間やアプリ、コンテンツを制限することが必要なのか、コミュニケーションの相手を限定しなければいけないのか、その理由を一緒に考えること、調べること、議論することが入り口になります。

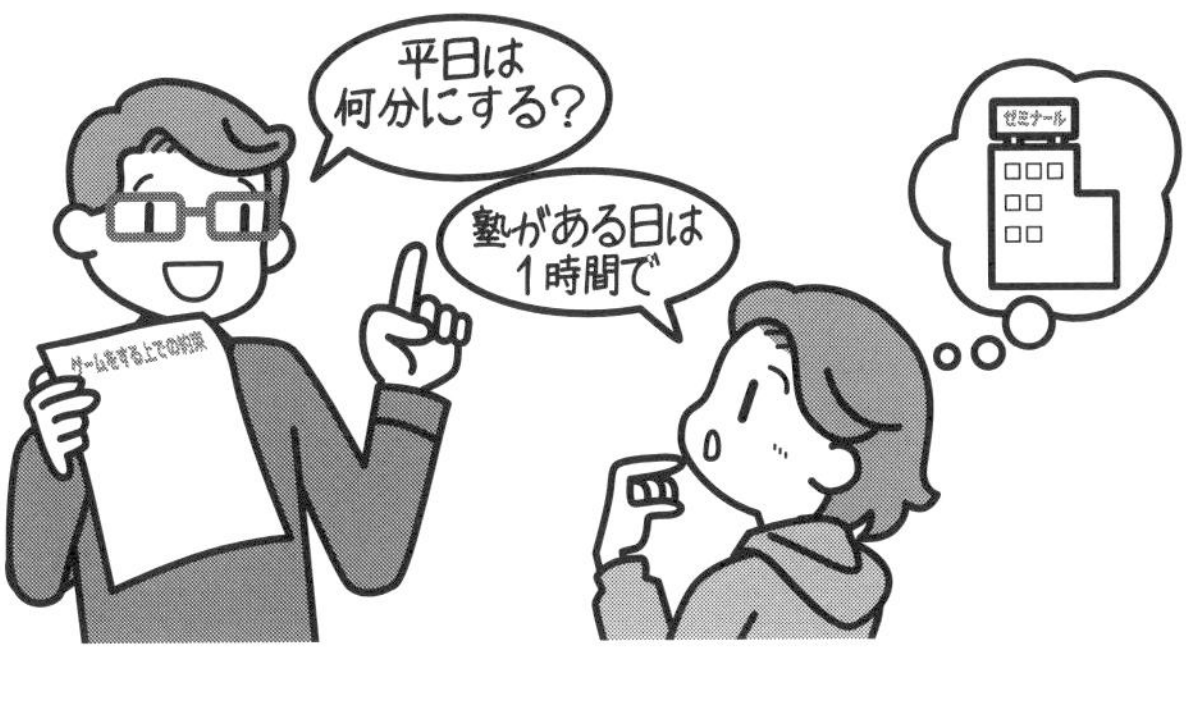
平日は何分にする？
塾がある日は1時間で
ゲームをする上での約束
ゼミナール

子どもがその理由に納得できるとは限りませんが、大人がなぜその制限が必要だと考えているのか、少なくともそのことは伝えておきます。

コンピュータエンターテインメント協会などの国内のゲーム関連の４つの団体は、２０２０年３月に「保護者と相談して未成年者が主体的にルール（約束）を作ることを推奨」するという声明を発表しました。この声明では、子どもが主導してルールを作ることが提唱されているため、あまりにもゲーム業界に都合がよ過ぎると思われる方もいるかもしれませんが、実際に守れる可能性の高いルールを作るためには、子どもが親と相談するというプロセスがあった方がよいのは確かです。これはスマホを使い始める時も同様です。

この声明には「家庭におけるルール（約束）作りとペアレンタルコントロールについて」*という文書が添付されており、家庭で約束を作っていく際の参考になります。

一緒に約束を作る作業をするもう一つの目的は、それを通じていざという時に相談しがいのある大人だと思ってもらうことです。大人がネットやゲームを頭から否定している、嫌っていると感じてしまうと、子どもはそれについての相談を大人に持ちかけてこなくなります。

「大人はネットやゲームのよいところも悪いところもよく知っている」と子ど

＊家庭におけるルール（約束）作りとペアレンタルコントロールについて

もに感じてもらうことで、うちの親は相談にのってくれる、相談しがいのある大人だと思ってもらえれば、後で問題が起こりそうになった時に、早めに知らせてくれるかもしれません。その可能性に賭けてみてもよいのではないかと思います。

　こうした観点からは、一律の条例や規則があることで、この話し合いのプロセスの一部や全部が省略されてしまうことも心配されます。大人の時間も気力、体力も有限なので、この話し合いに大きな投資をするのが難しいということもありそうですが、本当に時間をかける価値があるのはどこなのか考え、研究を積み重ねていく必要がありそうです。

●厳しい制限から緩い制限へ

　ネットやゲームに関することに限らず、子育ての大原則は子どもの成長とともに、厳しい制限から緩い制限に切り替えていくことです。

　たとえば、幼稚園・保育園児の外出には常に大人が付き添うというルールが当たり前ですが、小学生になったら学区の中なら友達と出かけていいよ、中学生になったら市内まで、高校生になったら県内までと、だんだんと大人から離れて行動できる範囲を広げていくのが一般的です。

　この厳しい制限から緩い制限へというのはあくまでも原則なので、もちろん例外はありますが、迷った時にはここに立ち戻るということを意識しておくとよいと思います。

ネットやゲームに関するルールについても同じことが言えます。就学前や小学生の時代は厳しい制限で、中学生、高校生になるに従ってその制限を緩めていくのが原則です。これを逆にすると子どもからの反発がとても強くなることがあって、約束を守る、守らせるということが難しく、時には不可能になります。

子どもたちには熱意と時間がたっぷりあるので、中学生になる頃には多くの家庭でデジタル機器に関する知識も技術も、子どもの方が高くなっています。親は簡単に裏をかかれたり、だまされたりしてしまうのです。また、この頃には体力でも親を凌駕《りょうが》する子どもが出てくるので、知恵でも力でも無理矢理子どもに約束を守らせることはだんだん難しくなってきます。

これに対応していくためには、子どもの成長とともに自律できることを目指していく、そのためにも小さいうちにしっかりと大人に手伝ってもらいながら、ネットやゲームの時間をコントロールする経験を積んでいくことが望まれます。

令和元年度の青少年のインターネット利用環境実態調査に、ルールに関する興味深い項目がありました（図❼）。

インターネットについての約束が作られている割合は、小学校低学年の頃まで

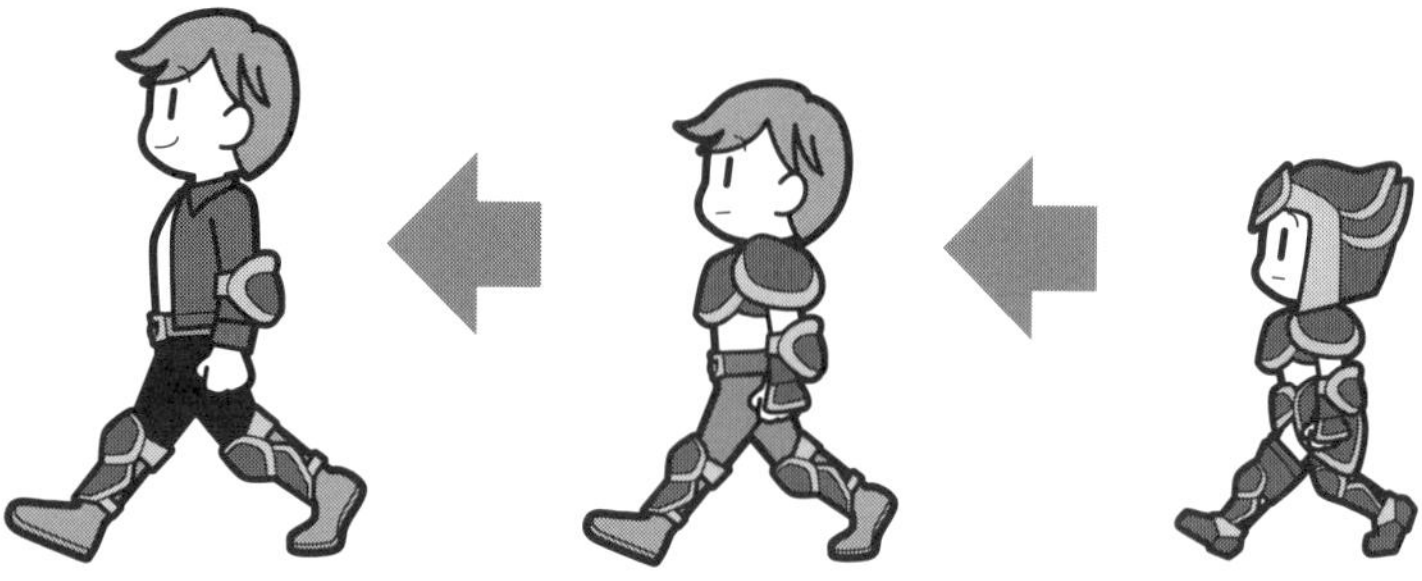

図❼ ポイント13 インターネット利用に関する家庭のルールの有無

○ 低年齢層の子供の保護者のうち、「ルールを決めている」との回答は81.9%で、子供の年齢が上がるとともに割合は増加傾向。
○ 他方で、学校種が上がるにつれて「ルールを決めていない」との回答が増え、青少年と青少年の保護者の「ルールの有無に関する認識のギャップ」も拡大傾向。

青少年とその保護者のルールの有無に関する認識の比較（学校種別）

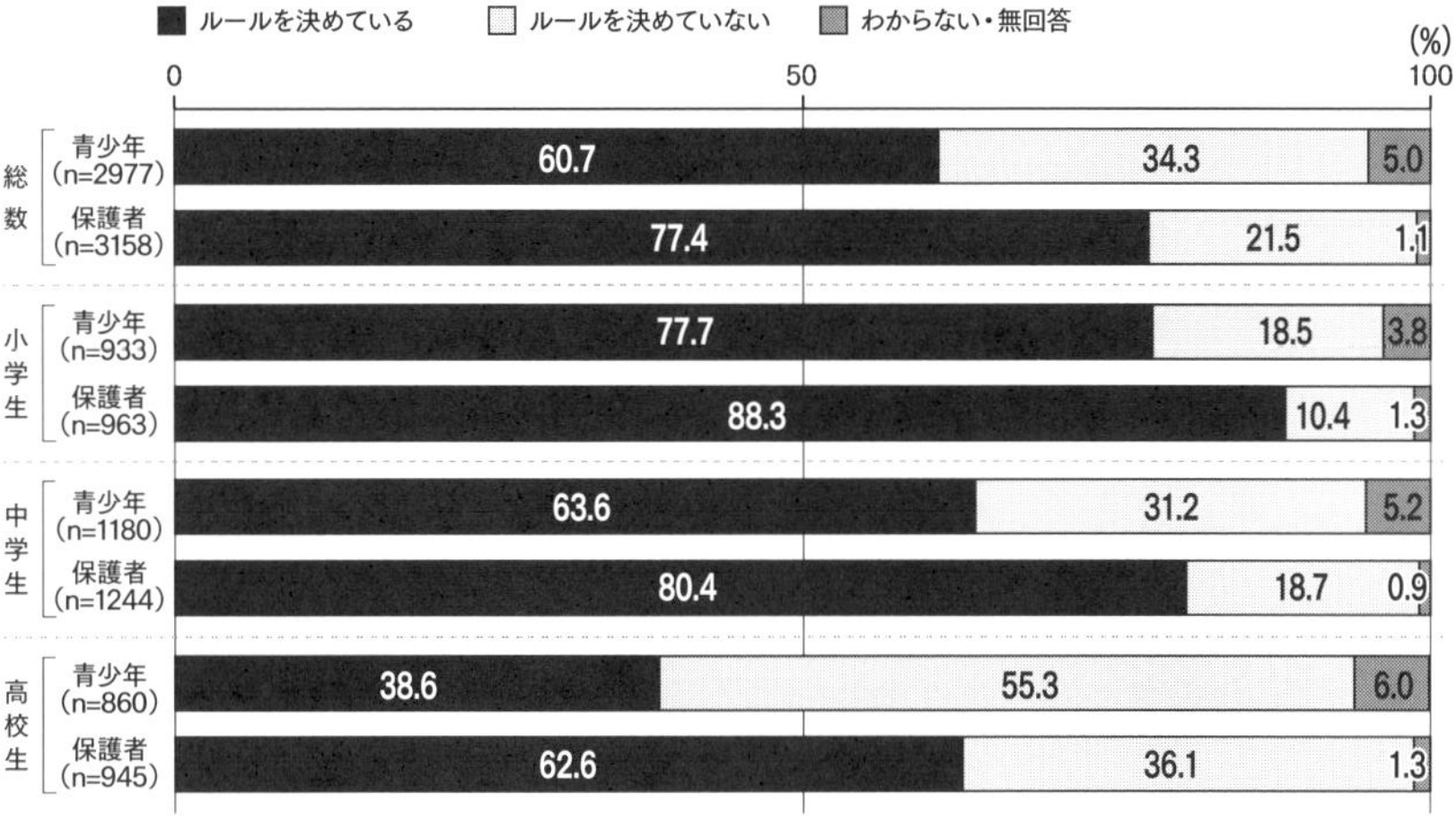

低年齢層の子供の保護者のルールの有無（年齢別）

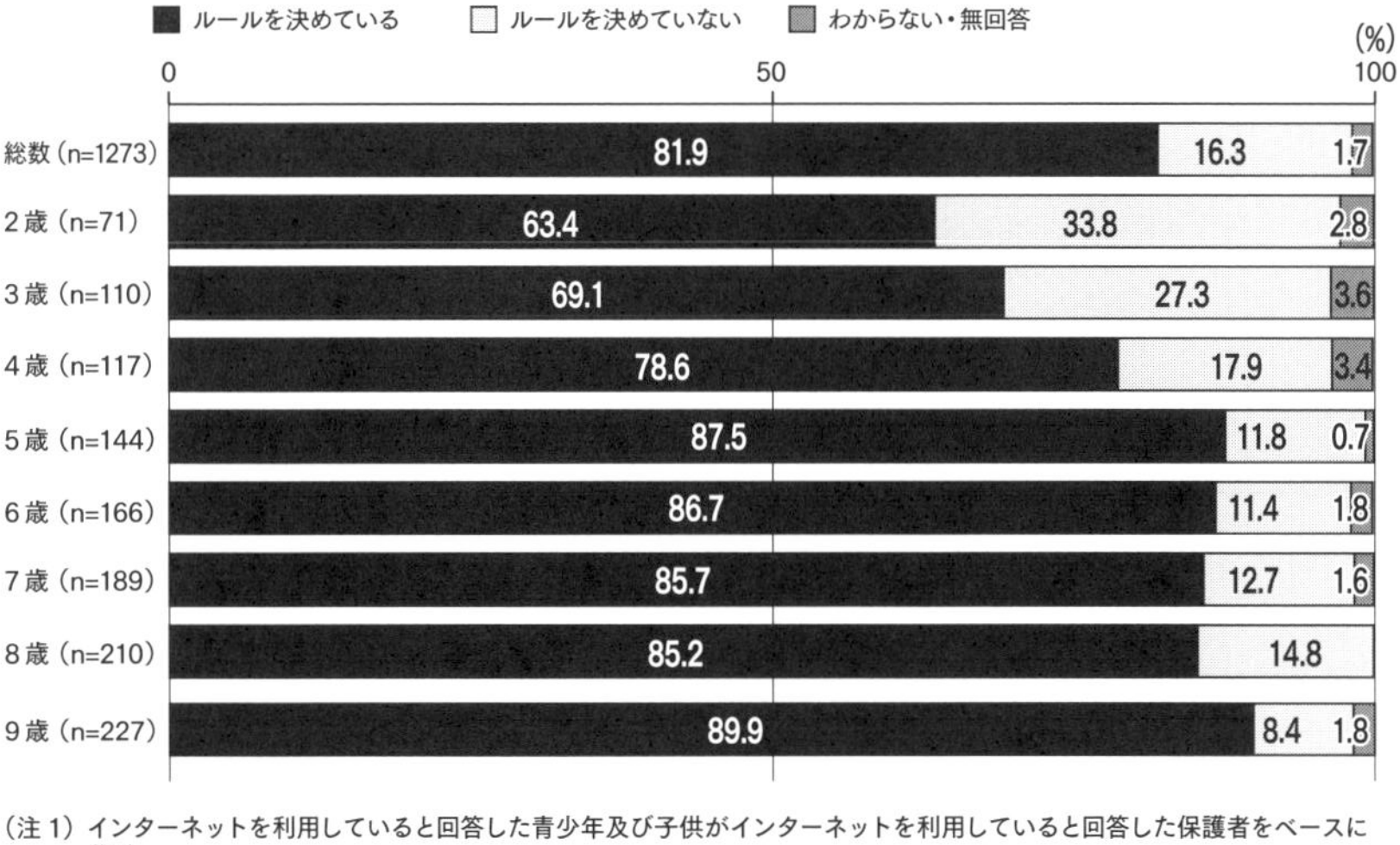

（注1）インターネットを利用していると回答した青少年及び子供がインターネットを利用していると回答した保護者をベースに集計。
（注2）低年齢層の子供の保護者の家庭でのルールについて、0歳（n=4）及び1歳（n=35）は回答数が少ないため図示しない。

（令和元年度、内閣府「青少年のインターネット利用環境実態調査」より）

は年齢が上がるとともに高くなってくるのですが、小、中、高と進学していく間に、親子間の約束、ルール作りの意識のギャップがどんどん広がっていきます。

このギャップを越えるためには、子どもが成長して節目を迎えるごとに、改めて話し合いを持つことが必要なのかもしれません。子どもの自律する力にあわせて、どのように制限を緩めていくことができるのか、そこが大人の腕の見せどころなのだと思います。

● 一緒にプレイすることから

「大人がネットやゲームの魅力をよく知っている」と子どもに感じてもらうこと、そしてその魅力を十分に知っている大人がそれでもなお「約束」が必要で、「約束」を守って欲しいと思っていることを、子どもに伝えていきたいところです。

お勧めする方法の一つは、子どもと一緒にゲームで遊んでみることです。児童精神科医の関正樹氏は、子どもの好きなゲームのよいところを三つ考えてみるという方法を勧めています。それによって少し子どもが見ている世界に近づくことができるかもしれません。

それは子どもの遊び方のスタイルや興味関心のあるテーマを理解することにも繋がります。さらに一緒に遊ぶうちに子ども自身のよいところにも気づけることがあります。思ったより器用だとか、発想が斬新だとか、案外根気があるとか、ゲームを通して子どもの隠れていた一面が見えてくるかもしれません。

❹いつから始めるのか

子どものデジタル機器との付き合い方を考える時、もっとも悩ましい問題の一つが、それをいつから始めるのがよいのかということです。これについても残念ながら、まだ科学的にはっきりした答えはありません。専門家の間でも見解が分かれています。

ＷＨＯの委員会は幼児期の子どもの画面視聴時間、つまりテレビやスマホ、ゲームなどの画面を見ている時間について、子どもの運動や睡眠についての２０１９年に発表されたガイドラインの中で触れています[5]（表❽）。このガイドラインでは２歳未満の子どもは画面視聴時間を０にすることが推奨され、２～４歳代の子どもは60分までとすることが勧められています。

しかし、このガイドラインに対しては、それを推奨するだけの科学的根拠が十分でないとか、子どものＩＣＴリテラシー獲得などデジタル機器から得られる肯定的な側面を無視しているなどの批判も出ています。このガイドラインについては本来の趣旨のとおり、画面を見る時間を制限することよりも、運動や睡眠の時

表❽　ＷＨＯのガイドライン

WHO
5歳未満の子どもの身体活動、座りがちな行動、睡眠に関するガイドライン

	運動する時間	テレビ・動画・ゲーム	質のいい睡眠
0歳代	30分以上	0分	14～17時間
1～2歳	180分以上	0分 60分以下（2歳）	11～14時間
3～4歳	180分以上*	60分以下	10～13時間

＊このうち少なくとも60分は中等度から激しい運動。

間を確保することに主眼があると受け止めておく方が適正なのかもしれません。

「ゲームを始める時期が早いとゲーム嗜癖が起こりやすい」と言われることもありますが、これもまだ十分な科学的根拠があるとはいえない段階にとどまっています。残念ながら科学的にはっきりと確認されていることが、まだあまりにも少ないのです。

約束という観点からは、文章が読めて、数字や時間の概念が理解できている方が進めやすいのは確かです。約束を書いておくことができて、繰り返して読んだり、必要な時に確かめたりできると、約束を作るための話し合いや実際に約束を守るためにとても役立ちます。子どもの発達のスピードなどによっては短いフレーズで、決まり文句のように繰り返せる約束にしておくのも一つの方法です。

子どもたちが健全にＩＣＴと付き合っていくためには、たくさんのことを学ばなければなりません。これはある意味で、性を子どもたちに教えるジレンマにも似ています。性は、あまりにも危なっかしい要素に満ちていて、幼少年期・思春期の子どもたちが安全に取り扱えるような生やさしいものではありません。そのくせ大人になるまでにちゃんと、性との付き合い方を身につけておかないと思わぬ落とし穴にはまってしまうことがあります。

ＩＣＴも子どもが安全に使いこなせるものではないのですが、将来の大人の暮らしには絶対に必要な道具であり、使い方をマスターしておいた方がよいものなのです。

大人に余裕があるなら早い時期に

子育ては、科学的な根拠がそろうのを待ってはいられません。今、私たちはどうすればよいのでしょうか。

私がいつもお勧めしているのは、子どもにICTとの付き合い方を教えるために、十分な大人の時間、気力、体力、知識などが確保できる場合には、早めに始めることです。

ICTの使い方についての約束という観点からは、子どもの年齢が低い方が、守らせることは簡単です。保育園の子どもであれば、大人がちょっとがんばれば、約束を守ってもらうことはそれほど難しくはないでしょう。

けれど、小学校高学年の子どもや中・高生に初めてデジタル機器を与えて、しかも約束を守らせるということは、なかなかに簡単なことではありません。彼らはICTを使うことへの強い情熱と、大人を上回るかもしれない知識や自由に使える時間を持っています。そして子どもたちにはずる賢さも体力もあるので、大人の裏をかいたり、力ずくで約束を破ったりすることも難しくありません。

さらに安全に使うリテラシーを教えるという点でも、早い時期に使い始めることのメリットがあります。小さな子どもであれば、大人が子どものプライバシーに踏み込むことは当然でもありますし、それほど抵抗はありません。小学生が友達とメッセージをやりとりする時には大人が相手を制限したり、全文を確認したりすることに抵抗を感じる人はあまりいないでしょう。

では中学生ならどうでしょうか。これはちょっと迷うところです。高校生になってメールやＳＮＳへの書き込みの中身をすべて親が確認していると聞いたら、子どもの自立心や反抗心が上手に育っているのかどうか、児童精神科医としてはかえって心配になってきます。

子どもが小さいうちから手取り足取り、ネットとの付き合い方を教えていくのか、それまでに子どもが身につけた力に期待をかけて大きくなってから与えてみるのか、どちらがよい選択なのか意見が分かれるところですが、大人の側に十分な余裕があれば、早めに教える方が手堅い選択なのではないかと考えています。

●大人に余裕がない時には

では、大人に十分な時間や気力、体力の余裕がない場合、あるいはＩＣＴについての知識が十分でない場合にはどうしたらよいのでしょうか。

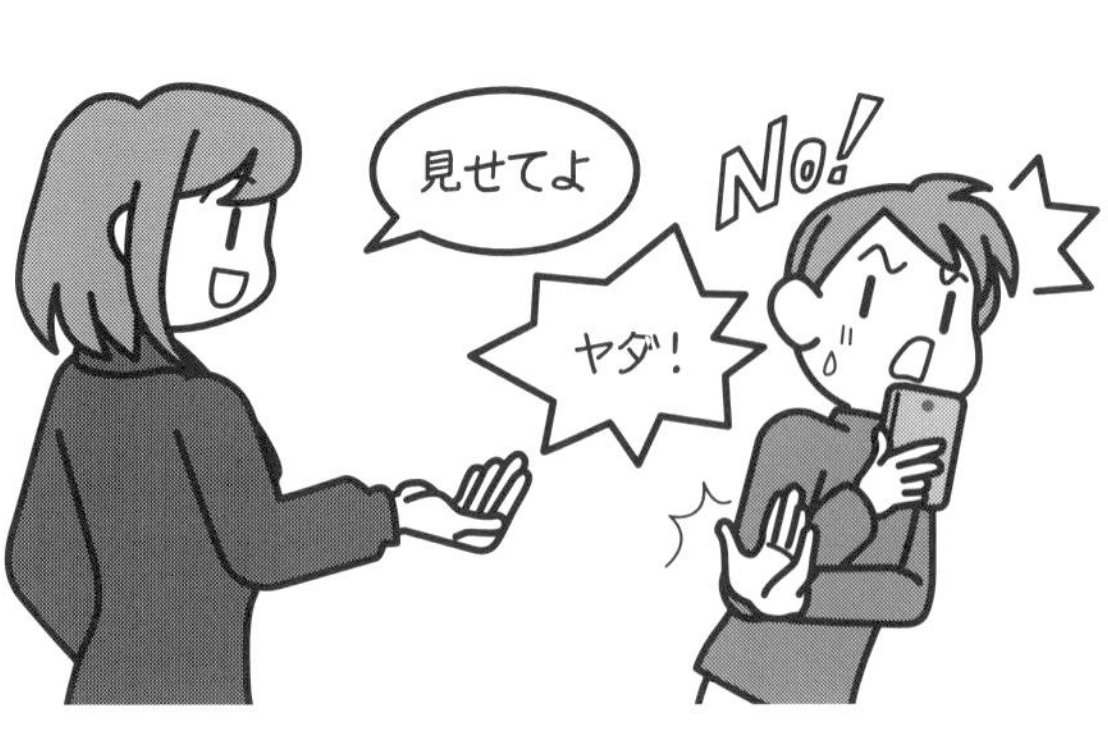

これは子どもとＩＣＴの関わりについて考える時の一番の難問で、実は私にもまったく答えがわかりません。大人が付き合い方を教えることができないのであれば、できるだけ先延ばしにするのがいくらか安全かもしれません。使い始める時期を遅らせることで、子ども自身の自律の力は伸びてきます。ひょっとするとそれはＩＣＴ機器をうまく使うために十分なくらいにまでに成長しているかもしれません。その可能性に賭けてみるのも一つの方法なのかもしれません。

十分に大人が関わることができない状況で、幼い子どもがＩＣＴ機器に日常的に触れるのは、使い過ぎについても、安全の面でもリスクの高い状況であると考えた方がよいでしょう。

ただ、資源の少ない子育ての中で、ＩＣＴ機器の導入を遅らせることはとても難しいことでもあります。教育社会学者の舞田敏彦氏がツイッターに興味深いグラフ（図❽）を投稿[6]されていました。

これは国立青少年教育振興機構による「青少年の体験活動等に関する実態調査」[7]のデータから作成されたものです。この世帯年収と子どものスマホの保有率についてのグラフを見ると、年収２００万円未満の世帯では、年収の極めて高い世帯と同程度にスマホの保有率が高いことがわかります。これは不思議なことです。こうした家庭はおそらくは経済的に余裕がないことが多いと考えられるので、

図❽

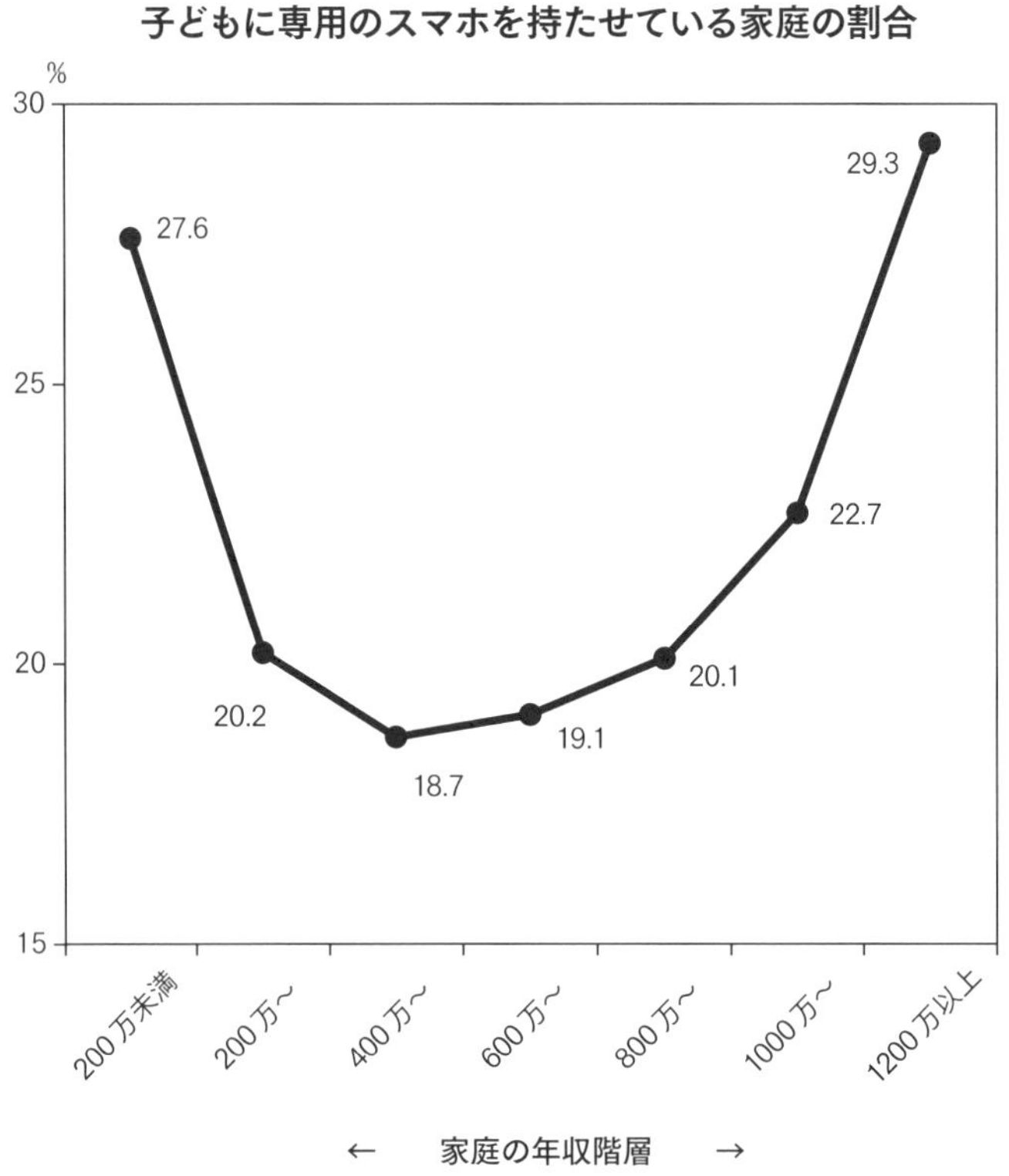

＊小学校４〜６年生の保護者の回答。

＊国立青少年教育振興機構「青少年の体験活動等に関する実態調査」（2016）より舞田敏彦作成。

できることなら通信費などは節約したいはずです。

ここから先は想像するほかないのですが、こうした世帯ではさまざまな理由で大人の時間や気力、体力に余裕がないのではないでしょうか。頼れる親戚はおらず、共働きやひとり親の世帯も多いかもしれません。

夕方遅くに帰ってきて、大慌てで家事を片付けないといけない、子どもには一人で遊んでいて欲しい。その間、子どもにスマホでも見ていて欲しい。あるいは仕事から疲れて帰ってきたら、子どもが「スマホ買って、スマホ買って、スマホ買って」とうるさくせがむので、根負けしてつい買ってしまった。いろいろな情景が思い浮かびます。

この想像があたっているのかどうかわかりませんが、一つ言えることはこうした家庭は子どもにスマホを買い与えることを選んでいるわけではなく、スマホを買うしかない状況に追い込まれているのかもしれない、ということです。「スマホなどのトラブルを「買い与えた親の自己責任である」と言い切れない理由が、ここにもあるのかもしれません。

また、大人の時間や気力、体力の余裕のない家庭において少なくなりがちな、歴史や文化、芸術などに関するさまざまな知識や体験に、子どもがスマホを通じて出会うわずかな可能性はないでしょうか。ICT機器の導入を先送りにしていると、その間に豊かな資源に恵まれた子どもたちは、高いＩＣＴリテラシーを身につけ、リアルの世界でもネットの世界でも多くの経験を積んでいきます。身近にＩＣＴ機器がある生活が、わずかでもその格差を埋める役には立たないでしょうか。

このリスクとベネフィット、その間に確かな答えはありません。ただ子どもの支援者の立場から言えることは、すべての世帯が子どもに十分なＩＣＴリテラシー教育ができること、それだけの余力を持てること、それを育児支援の目標の一つにしなければいけない時代になっているということです。そのために必要な時間や気力や体力や、それを下支えする経済的な基盤が必要なのです。

資源に不足している時にまず考えるべきなのは、何とか大人の手をかき集めてくることでしょう。子どもにＩＣＴとの付き合い方を教えてくれる人を、子どもを預かってくれて養育者にリテラシー教育をする余力を与えてくれる人手を集めてくることです。学校で進みつつあるＩＣＴ教育もその大きな助けになります。世帯の所得によるインターネットへのアクセスの格差（図❾）[8]などは、デジタル・ディバイドと言われることもありますが、これを埋めていくのも、ＩＣＴ教育の大きな目的です。

図❾　デジタル・ディバイド
世帯年収別インターネットの利用状況

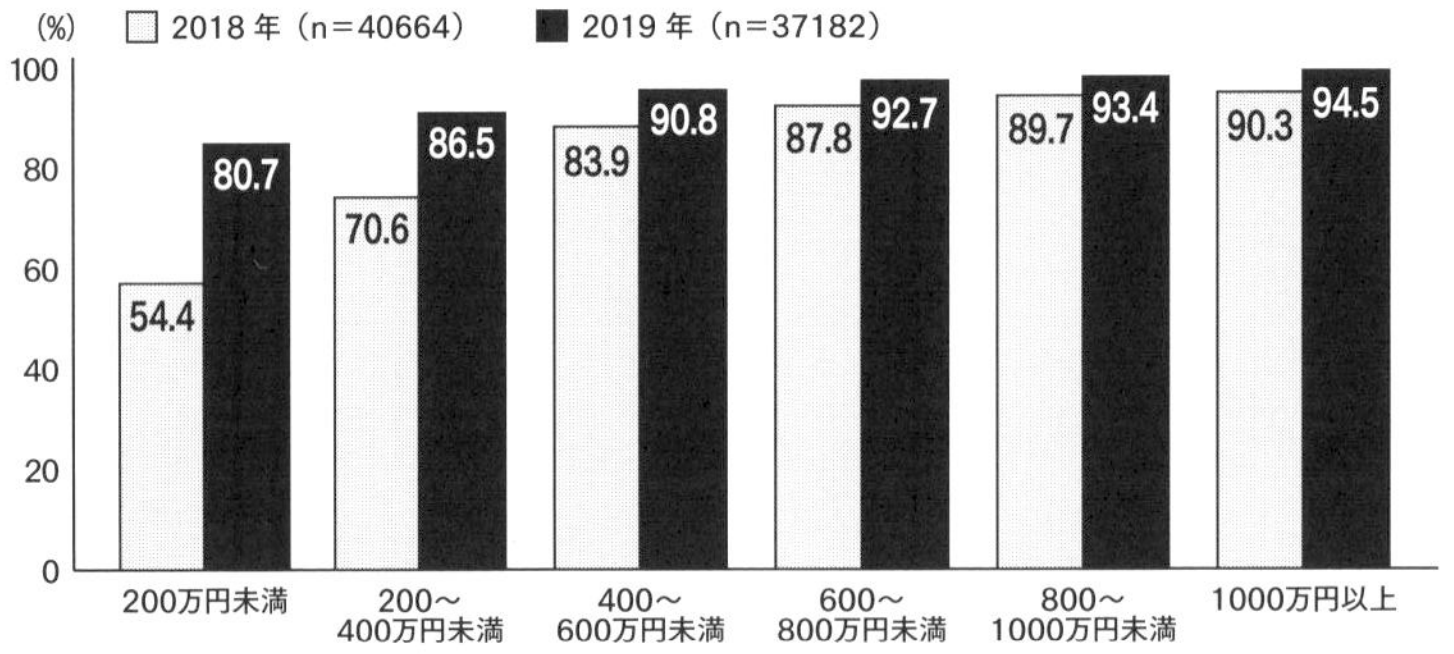

●乳幼児期の付き合い方

現代の家庭育児では、乳幼児期からスマホで動画を見せたり、簡単なゲームで遊ばせたりしているのは珍しくない光景になっています。子どもたちも驚くほど上手に使いこなしています。

乳幼児期にデジタル機器を使わせることにはさまざまな意見があり、使用を強く否定する育児関係者も少なくはありません。しかし、この領域にも研究者が合意できるような十分な研究の積み重ねはまだないのです。

現実問題として、乳幼児期の育児の中にデジタル機器が浸透していて、育児環境からこれらを取り除くのは相当難しいことでしょう。子どもに少し待ってもらったり、静かにして欲しい時にタブレットを与えたりすることは日常の光景になっています。知育的なアプリケーションを使ったりすると、はっきりメリットと言える効果もありそうです。

また、育児をする親にとっても、インターネットを使って育児に関する情報を集めたり、病院の情報を調べたり診療の予約をしたりするほか、ＳＮＳなどを通じて愚痴を言いあったり、相談したりと、育児仲間同士での支え合いというのも重要な役割を果たしています。

効果的にインターネットを使って、家事や仕事の時間を確保したり、子どもの相手をしてもらって急場を乗り切ったりすることで、育児にいくらかの余裕を確保することも十分に意味のあることです。

ただ乳児期や幼児期早期であっても子どもたちは学んでいます。言葉での約束はできなくとも、普段の暮らしの中から習慣ができあがり、それが暗黙の約束になってきます。長い時間のICT機器の使用が当たり前になってしまったり、泣いて頑張ればおしまいの時間を延ばすことができたり、そうした習慣を育てないようにするのは大事なポイントです。

できれば大人の側で子どものICT機器の利用のルールを用意して、それをできるだけ守ることで、好ましくない習慣が定着しないようにしていくことが望まれます。

また育児支援の現場にいる方々は、世代間ギャップを意識しておくことが必要です。いま、主に育児をしている世代の親は、ミレニアル世代、*ジェネレーションY*などと呼ばれる、「デジタルネイティブな世代」です。この世代のICT体験を理解していないと、支援の関係が途切れてしまったり、うわべだけの関わりに留まってしまいます。

「スマホに子守りをさせないで」「子どものいるところでスマホを見ないでください」とお説教することは簡単ですが、それが支援に役立つことはあまりありま

***ミレニアル世代、ジェネレーションY**：1980年代序盤から1990年代中盤までに生まれた世代。インターネット普及前の時代に生まれた最後の世代で、幼少期から青年期にIT革命を経験したデジタルネイティブの最初の世代でもある。

せん。支援する側からいま子育てをしている人たちの世界に近づいていく姿勢を常に保っておきたいものです。相手の考え方の価値を認めながら、現実的な枠組みを一緒に考えていく姿勢が不可欠です。

3 役に立つ「約束」を作るコツ10のポイント

子どもがICTを使い過ぎないためのリテラシーを身につける際、ポイントになるのが「約束」です。どんな約束がよいのかは、それぞれの子どもの性格や特性、年齢や発達のスピード、家庭の状況、その子どものICTとの付き合い方の歴史などによって大きく変わってきますが、いくつかの共通するコツがありそうです。

❶いつ約束についての話し合いをするのか

機器を買う前、サービスを使い始める前に、話し合いをするのがコツです。子どもが欲しいと言いだした時が話し合いのチャンスです。ここには時間と手間をかけておくだけの価値があります。子どもは手に入れたいという気持ちが強いので、約束についての話し合いに付き合ってくれることが多いのです。

買い与えて、使い始めて問題が起こってから約束を後付けするのは、苦労が多いわりになかなかうまくいきません。できるだけ先回りするのが、大人の時間と気力と体力を節約するコツです。

人は何かを手に入れる時よりも、失う時に大きな価値を感じます。10円を拾ってもそれほどうれしくありませんが、自動販売機の下に落としてしまった10円玉はひどくもったいない気がするのです。ゲームの約束もこれと同じです。すでに手に入れてしまったゲームの時間を手放すことは子どもにとってひどい苦痛を伴います。先回りすることが、大人にとっても子どもにとっても苦痛を減らすことになるのです。

❷所有権は大人に

うまくいく約束を作るために、また、もし約束を作ること、守ること、守らせることに失敗して、状況をリセットしなければいけない状況になった時に備えて、デジタル機器の本体の所有権は、親や養育者が持っておくのが手堅い方法です。

「親のゲーム機を貸してもらう」ということにしておく方が、子どもが約束に納得しやすくなります。ただ親のゲーム機なのに親が全然遊んでいないと、約束

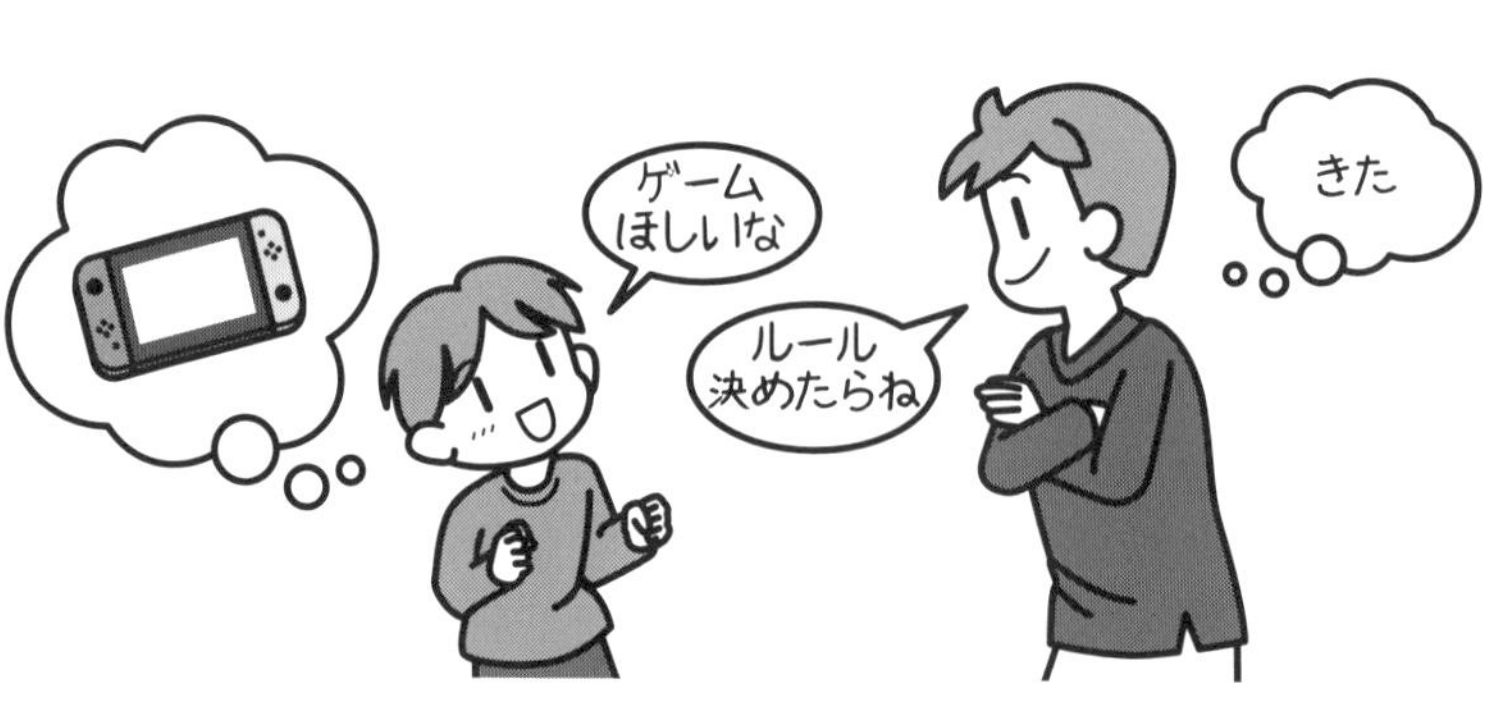

を守らせたいという下心が子どもにバレてしまいます。所有権を持つからには、親も積極的に遊んでおくのがよい方法です。

この方針の邪魔をする悪人が一人います。その名をサンタクロースというのですが……。できればゲーム機本体は親が購入し、サンタさんにはゲームソフトをプレゼントしてもらいましょう。おじいちゃん、おばあちゃんにも同じお願いをしておくとよいでしょう。

❸上手な「おしまい」を身につける

子どもがネットやゲームを使う時間をコントロールできるようになるためには、上手な「おしまい」を身につけることが最大のポイントです。また第2章で取り上げたように、おしまいが人一倍苦手なのは自閉スペクトラム症の子どもやADHDの子どもによく見られる特性でもあります。*　発達障害のある子どもとICTの付き合い方に関する支援の中ではおしまいを身につけることがさらに重要な目標になってきます。

そもそもゲームやネットはとても魅力的なので、それを止めようとした時に子どもが怒るのは「当たり前」と考えた方がよいでしょう。これは歯医者さんに行くと子どもが泣くのと同じくらいには当たり前のことです。その時子どもはひど

＊第4章参照。

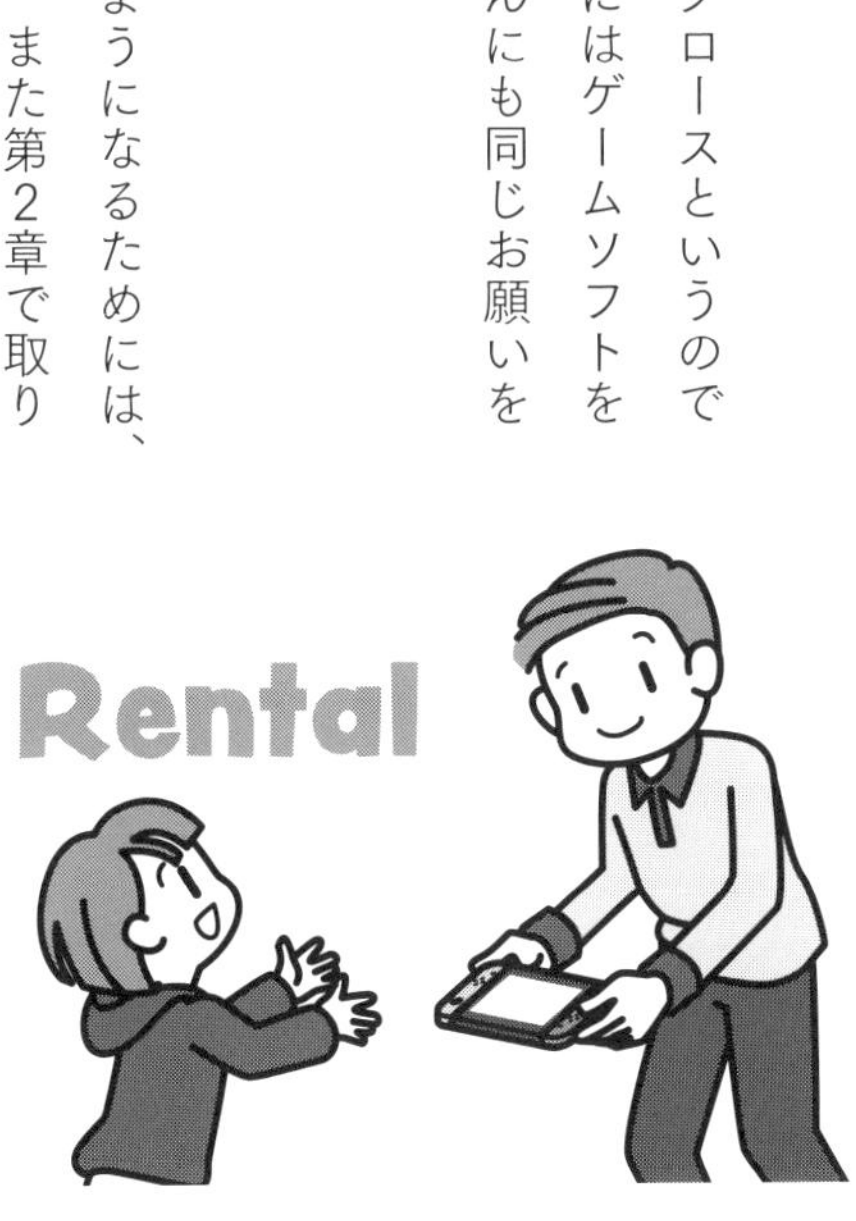

く不快にもなるので、「おしまい」がますます嫌いになってしまったりします。

こう考えていくと、機嫌よくおしまいにするためには演出や練習が必要です。目標はよいおしまいのパターンを作り、増やすことで、それが嫌いにならないことが重要です。そのためにはどんな工夫が必要になるのでしょうか。

まず大切なのは、いつおしまいになるのか、子どもがおおよそ見通しをつけられる状況を作ることです。ゲームの時間は毎回同じにして、体感で終わりの時間がわかるように仕向けていきます。時間の概念がわかったり、時計が読めたりするようなら、時計を活用し、残り時間が一目でわかるタイムタイマーなども効果的です。また、終わりの時間の少し前から何度か予告するのもよい方法です。

ゲームの時間をどこに設定するとよいかも考えてみましょう。おしまいの後に子どもが好きなことがあれば、機嫌よく終われるかもしれません。たとえば、ゲームの時間は午後4時から30分間、ゲームが終わったらおやつの時間にします。

ゲームを時間通りにおしまいにできたら、報酬を用意するのもよいアイデアです。30分間の時間通りに終了したら、次回に10分時間を追加できるチケットを1枚発行します。毎日ちゃんと時間が守れたら、1日40分ずつゲームができるのです。

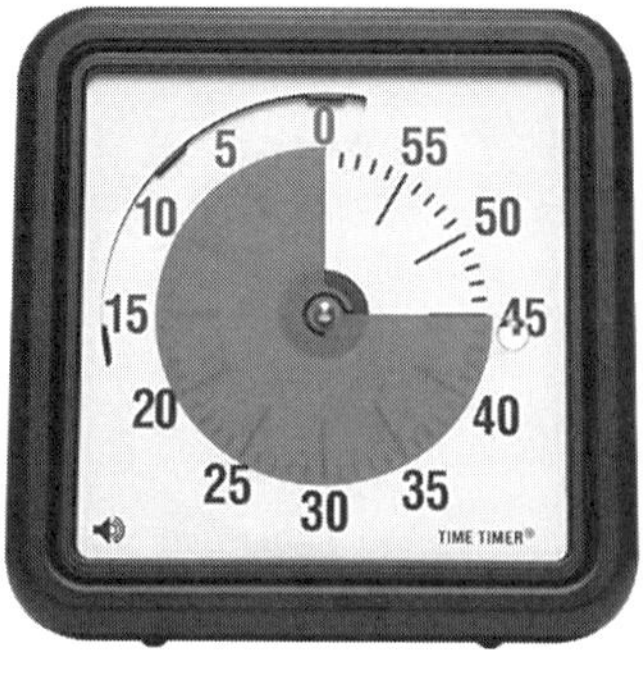

タイムタイマー

「守れなかったらペナルティ」という方法を使いたくなりますが、これはあまりうまくいきません。目標はおしまいが好きになること、せめて嫌いにならないこと、機嫌よくおしまいにできる日を少しでも増やすことなので、ペナルティによって不機嫌を引き起こすことは逆効果です。「自分は機嫌よくゲームをおしまいにできるんだ」と子どもに思い込ませていくのがコツです。

大人の側に時間や気力の余裕があるなら、1日に何回もおしまいの練習をします。たとえばゲームは1日1回60分間ではなく、20分を3回にします。この方法は大人の負担が大きくなりますが、練習の機会が多くなることと、次のゲームの時間が早めにくることが、よいところです。

ゲームによっては、時間で区切るのが難しい場合もあります。ゲームの進み具合を保存（セーブ）できるタイミングが限られていたり、チームで戦っていると途中で抜けられなかったりもします。あまり中途半端なところで終わると、モヤモヤが残ったり達成感が感じられなかったり、進み具合を覚えておくことが難しかったりします。

子どもから話を聞いたり、一緒に遊んでみたりして、よい区切りポイントを見つけてください。そしていま子どもがはまっているゲームの区切りポイントにあわせて、終了の予告の方法を変えたり、多少ルールを修正してみるとよいでしょ

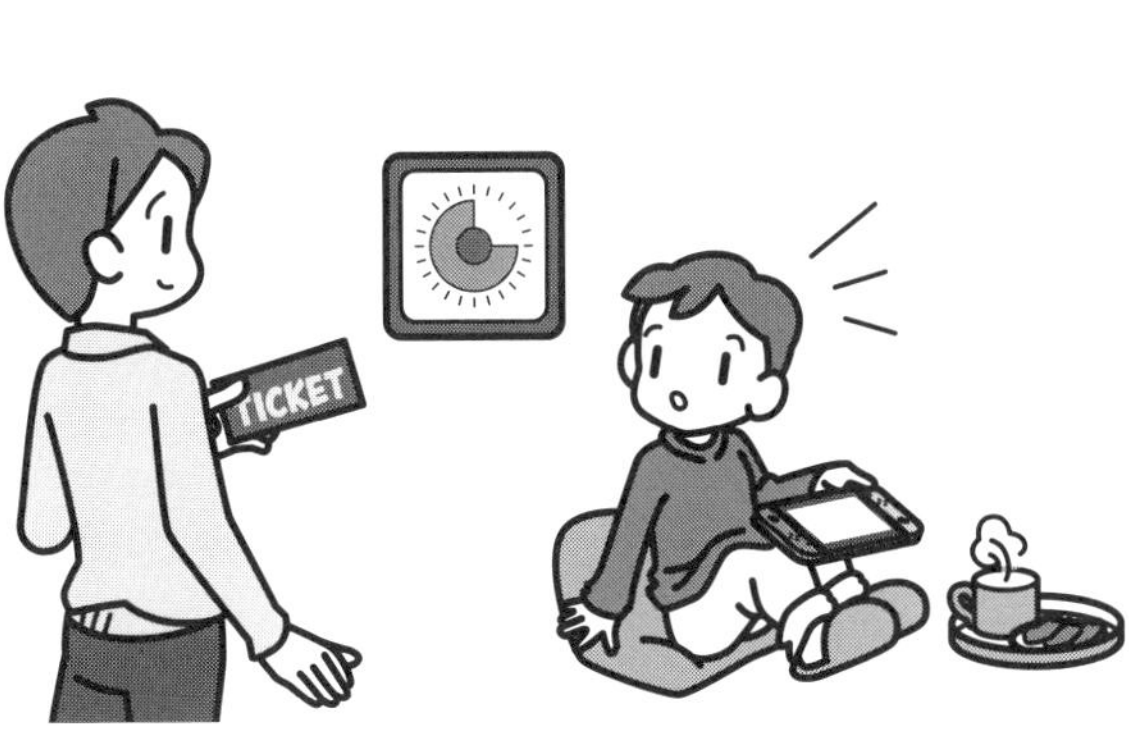

う。

そして、「おしまい」がだんだん上手になってきたら、それにあわせて子どもの自律に任せる範囲を増やしていくのも大事なことです。1日の合計時間だけを決めて配分は子どもに任せるとか、寝る前の使い終わりの時間だけを約束してあとは自分で決めるとか、いずれは完全に自律に任せることを考えて権限を子どもに移していきます。

❹「やるべきことをやってからゲーム」はうまくいかない

診察室でよく「宿題をやってからゲームをする」という約束を耳にしますが、これはなかなか筋が悪いものです。学校でいろいろがんばって、ガマンして帰ってきて、ようやく大好きなゲームに取りかかろうとしたら「宿題が終わってないでしょ」と叱られます。

ここで子どもは何を学ぶのでしょうか。それは、宿題はゲームを邪魔する敵だということかもしれません。もししぶしぶ宿題を始めたとしても、目的はただ一つ。一秒でも早く終わらせてゲームを始めることだけです。ていねいにとか、間違えないようにとか、そんなことに気を配っている余裕はありません。これではまるで宿題を嫌いにするためのお約束のようです。

学校から帰ってきたあと、まず必要なのは休息やリラクゼーションかもしれません。先にゲームをすませて、ちゃんとおしまいにして、宿題に取り組むという流れが合う子どもは少なくありません。

ゲームをやり始めるとやめられないから、宿題を先にすませるというルールを決めている家庭があります。この場合も、問題は「おしまい」にできないことなので、先に宿題だけやらせようとしても、結局はうまくいかないことが多いのです。うわの空でやっても宿題が終わらず、やっと終える頃には夜になっていて、それからゲームを始めることになってしまいます。そしてやっぱりおしまいにできないので夜更かしになってしまうという悪い連鎖になります。「やるべきことを先に」というルールが合う子どもは案外少ないのです。

もちろん先に宿題をすませてすっきりしてゲームをやりたいとか、終わらせておかないと心配だという子どもは、先に宿題をすませてしまう方が性に合っています。ご飯の時に、好きなものから食べるのか、嫌いなものから食べるのか、子どもによって好みが違うこととも似ているのかもしれません。

どうしてもゲームを先にしたい子どもに、宿題を先にやらせたい場合は、「宿題をしてからゲームするなら、ゲームの時間を10分間延長できるチケットをあげるけど、今日はどっちを先にする？」と子どもに選択させる方法もあります。

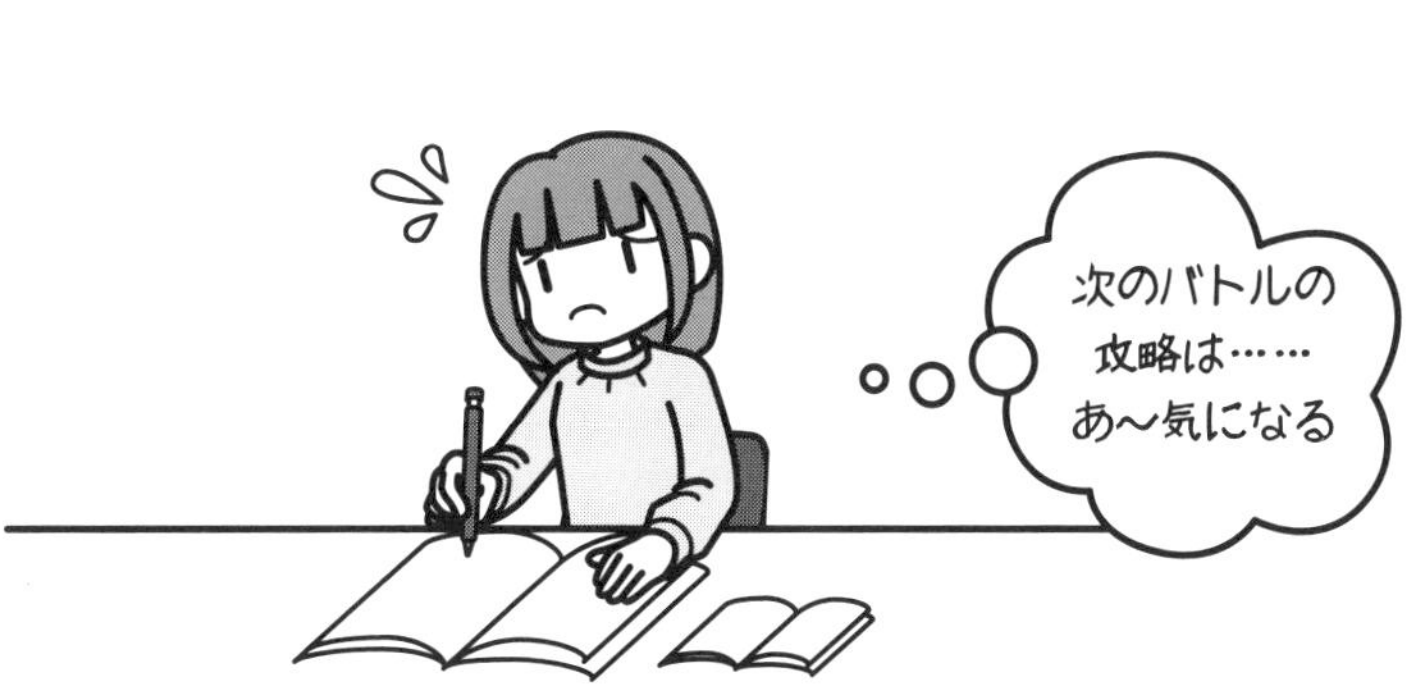

❺短過ぎる設定にしない

ＩＣＴを使った活動には、それにふさわしい所要時間があります。たとえば、ゲームなどでも子どもの年齢が上がってくるとだんだんと複雑で長いストーリーのあるゲームなどをやりたくなりますが、この種の根気を育てるゲームをやろうとするとそれなりの時間がかかります。

アクションゲームなどでも、十分に楽しめるように修練するためには相応の時間がかかります。オンラインの対戦ゲームなどでは、一戦交えるための時間があらかじめ決まっていたりもします。それぞれのゲームを楽しむにはふさわしい所要時間があるのです。

また、イラストを描いたり小説を書いたりする創作活動には、相応の時間を要します。もちろん、プログラミングだってまとまった時間が必要です。

使用時間の設定はつい短くしたいと思いがちですが、短過ぎる時間設定に子どもたちが納得できない時、彼らなりの根拠があることも多いのです。

❻次にいつ使えるのかを明確にする

できるだけ気分よく「おしまい」を演出するためには、次にＩＣＴ機器を使え

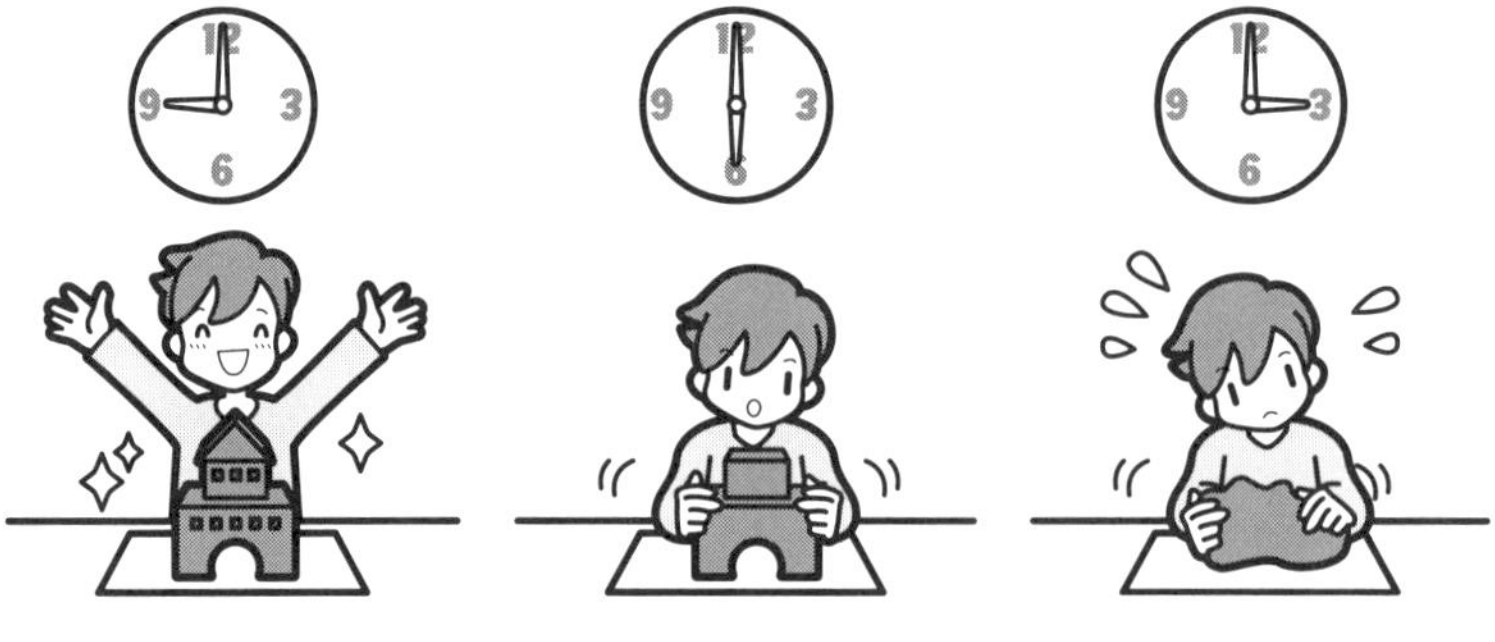

る時間をはっきり示すことが大切です。時々お母さんがいいと言った日だけゲームができるなどの約束をしている家庭がありますが、この約束では、一度ゲームをやめてしまうと、次にいつ遊べるのかがわからなくなるので、少しでも長く遊びたい気持ちが強くなり、なかなか止めにくくなってしまいます。

次に使える時間をはっきり示し、しかも子どもが待ちきれないほど先ではないタイミングに設定するのが、よいおしまいを演出するための一つのコツです。

❼ゲームの時間を「交換可能財」に

できれば早い時期に、ゲームやネットの時間は交換で手に入れられることを経験できるとよいでしょう。これはお手伝いなどで貯めたポイントをゲームの時間と交換する仕組みを作ることなどで実現できます。ゲームの時間が足りない時に、それを盗んだり強奪したりするのではなく、正当な方法で交換できると知っておくことには意味があります。

ゲームの時間を交換可能財だと考えることができるようになった子どもは、たとえば勉強の時間とゲームの時間をどのように交換、配分するかを自分で選べるようになるかもしれません。志望校に合格するために、どれだけのゲームの時間をどれだけの勉強の時間と交換するか、中学3年生の時に自分で選べるように

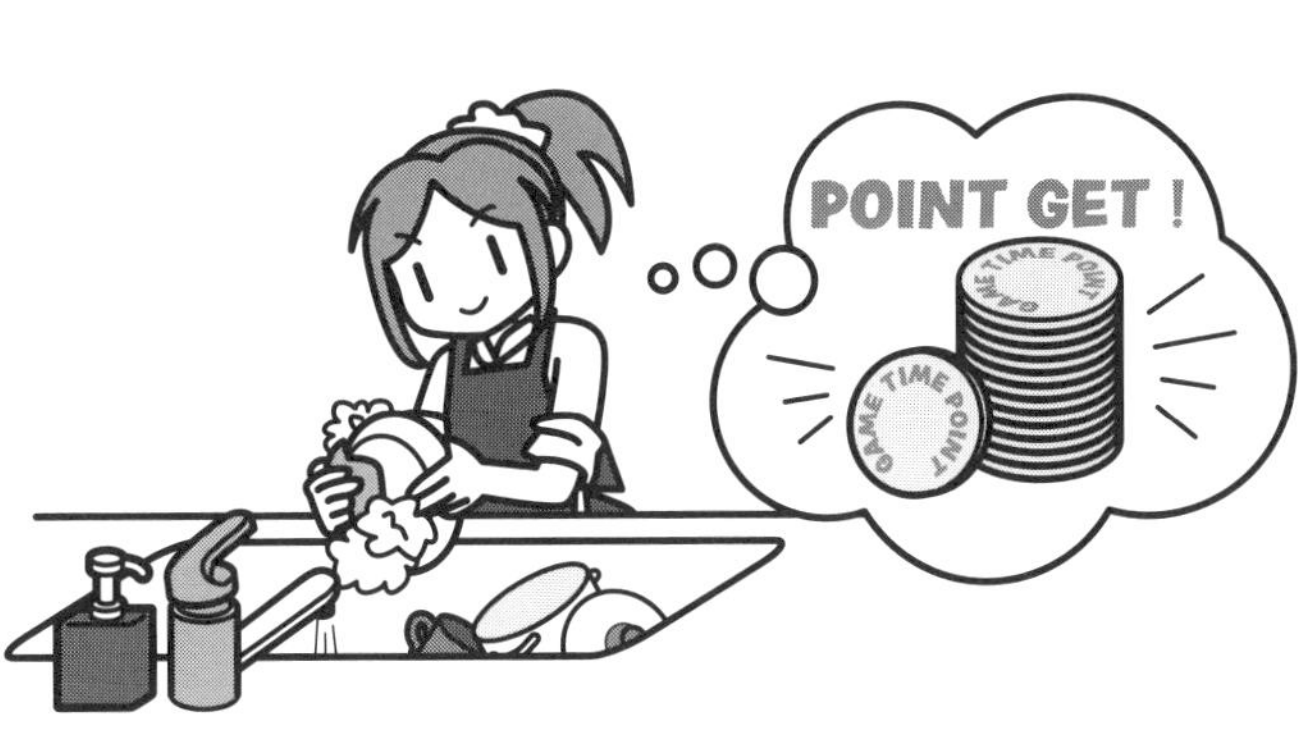

なっているとよいですね。

❽機器を取り上げる方法

約束を守らない時の罰として、機器やコントローラーなどを取り上げるという方法がよく使われます。こうした強硬手段を使うこと自体が、衝突を引き起こしたり、嘘をつくことを増やしたりするので、長い目で見ると不利益な事態を招くことが多いのですが、どうしてもこの手段を使う場合、いつまで使うことができないかをはっきり示しておく必要があります。

この停止期間は、子どもにとって重要な宣告なので、事前に子どもとさまざまなケースを挙げて相談して決めておくのがよいでしょう。

その時の感情や怒りに流されて、ＩＣＴ機器を取り上げることを繰り返すと、子どもとの間に不信が積み上がっていくことになりかねません。心理学の研究では、子育ての中では「一貫性のないしつけ」による弊害が生じやすいことが繰り返し指摘されています。ルールやペナルティがその時どきで変わってしまうことが、子どもがよい習慣を身につけることの妨げになったり、いわゆる問題行動の増加に繋がったりすることがわかっています。ルールやごほうび、特にペナルティについては、事前に決めておくことが不可欠です。

❾ネットから離れていたい時もある

これは安全に使うリテラシー*とも関係のある項目です。女の子に多いパターンですが、SNSやメッセンジャー、メールなどのやりとりから離れられず、長時間使用してしまう子どもがいます。そのコミュニケーション自体が楽しいという場合もありますが、逆に苦痛でも義務感で対応しなければならないとか、相手のリアクションが不安になるというケースも珍しくありません。

後者の場合には、ネットから離れていても安心できる状況を作るために大人の手助けが必要な場合があります。とくに深刻な友人関係や恋愛関係のトラブルがあったり、いじめが関わっている場合には、大人の介入が必要になることもあります。

ネットの中だけの問題で、事態が深刻でない場合には、「家が厳しいから20時までしかスマホは見られないんだ」などと友達に伝えるように教えることで、ネットから離れる時間を作らせるものよい方法です。ネットから離れることに対して不安が著しく強い場合には、不安症*や強迫症*などの精神疾患があることも考えられます。

＊安全に使うリテラシー：152ページ参照。

＊不安症：心配や不安を感じるのは正常なことであるが、それが強くなり過ぎて日常生活に支障がある場合、不安症という精神疾患であるとされる。
不安や恐怖の対象や顕れ方によって、全般性不安症、社交不安症、パニック症、恐怖症などに分類される。

＊強迫症：自分の意思に反して、不合理な考えやイメージが頭に繰り返し浮かんできたり、それを振り払おうと同じ行動を繰り返したりしてしまう精神疾患。

❿睡眠時間の確保

これも安全な使用と関係のある項目ですが、睡眠時間の確保と、できれば入眠前の時間に画面を見ないことが目標になります。

健康な睡眠のためには、入眠前に光を目に入れ過ぎないこととともに、気持ちを昂《たか》ぶらせないことが重要です。ゲームや宿題など、気持ちが昂ぶる親子ゲンカの理由になりそうな活動は早めの時間にすませてしまいましょう。就寝前の時間に衝突するのは想像以上に双方にダメージが大きいものです。

一日は24時間しかないので、やりたいことを全部やろうとすると収まりきりません。勉強のし過ぎ、部活の拘束時間の長さなども、睡眠不足の原因になります。子どもの生活スタイルを尊重し全体のバランスを考えながら、ネットやゲームの時間はできれば早い時間に組み込めるとよいでしょう。

ネットやゲームと関係しているとされている明るい光が目に入る、近くを見る、着席しているといった健康上のリスクとなる行動は、学習、読書、手芸など他の活動とも共通しています。

大人の助言を素直に受け入れてくれない思春期に、勉強やゲームばかりせずに自ら進んで外に出ていく子どもになってもらうために、外で身体を動かして遊ぶ

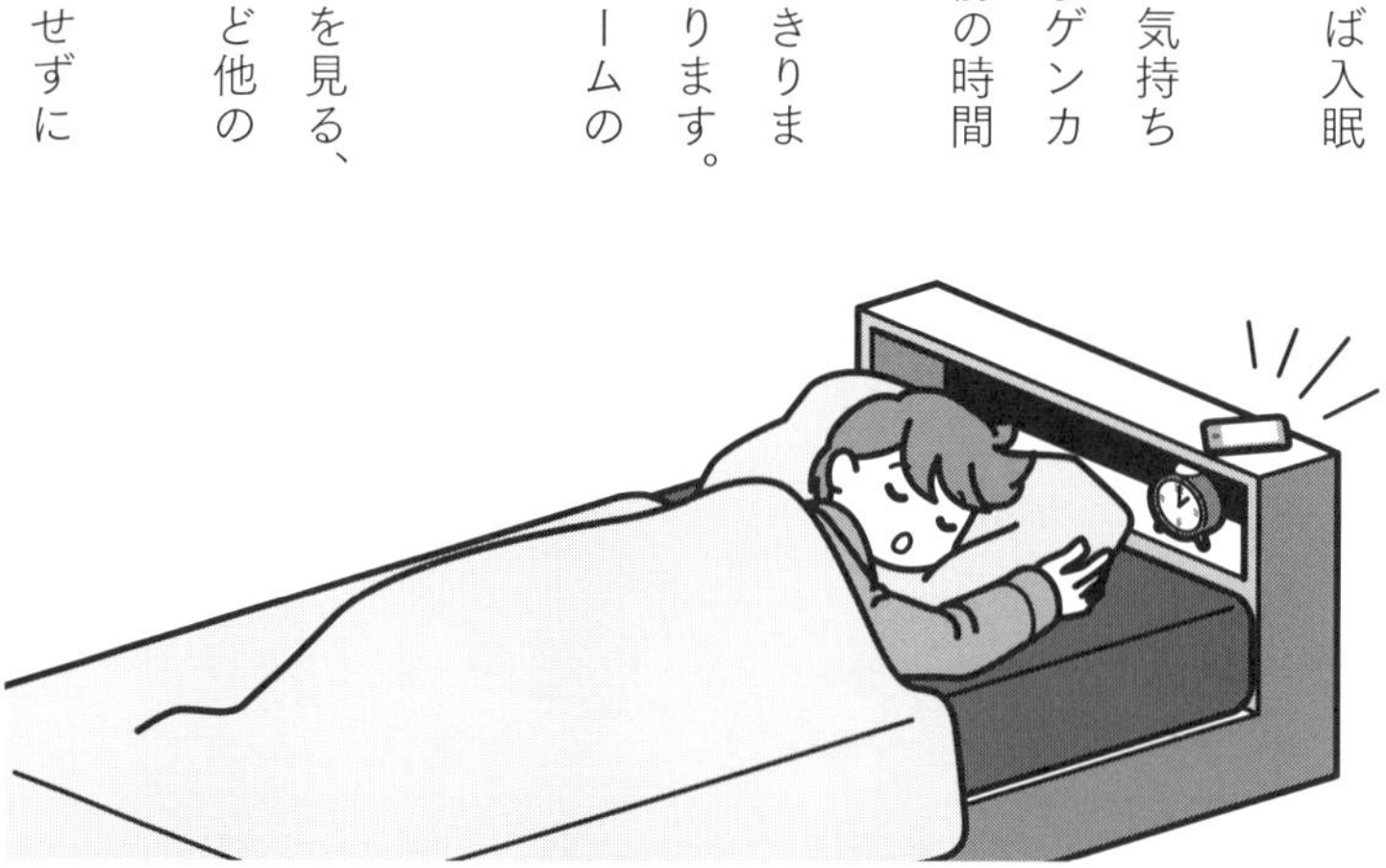

のを好きになることが、今まで以上に重要な課題になっていきます。

第７章

使い方を身につけてもらうためにできること

1 安全に使うリテラシーのために

皆さんは、子どもと一緒にICT機器の初期設定をしたことがあるでしょうか。ICT機器本体、アプリケーション、サービスなどには、安全に使うための設定項目がたくさんあります。きちんと設定すれば安全に使えますが、設定が不適当だと個人情報の流出の原因になったり、お金を巡るトラブルが発生したりもします。

また文部科学省は「情報モラル教育」という用語を使って、安全に使うリテラシーのための教育に取り組み始めています。そこではインターネットを使うことによる他者への影響を考えて行動すること、犯罪被害を含む危険を避けること、健康との関わりを理解することなどが重視されています。こうした情報モラルの教育に関する実践例なども蓄積されており、学校現場以外でも応用できそうな授業用のパッケージなども出版[1]されています。

❶「安全に使いたい」という気持ち

安全に使うリテラシーを身につける出発点は、子どもたちに「安全に使いたい」という気持ちを育てていくことです。そのためには、普段から自分の身体や気持ち、権利が大切にされていると感じていること、自分で守っていきたいと感じていることが不可欠です。リアルの世界の中で粗雑に扱われている子どもは、「自分の身を守る」ことに気を使えなかったり、手間をかけてリスクを避ける行動をとることを軽視してしまう傾向があります。

そして自分を大事にしたいという気持ちが弱い子どもは、他者を大事にしたいという気持ちも持ちにくいものです。いじめの加害の背景には、いじめを目撃したりいじめられたり、体罰・虐待を受けたりなど、被害にあった経験がある場合も多いことがわかっています。自分の安全も他者の安全も同時に守りたいという気持ちを育める環境が、より一層求められています。情報モラル教育には、まずみんなの安全を守りたい気持ちを育てること、そしてICTに特有の危険を知り、それを避ける方法を身につけるという段階があるのです。たとえば、アルバイト先でこっそり撮影したいたずら写真をネットに投稿して大事件になったこと、パスワードが流出してアカウントを乗っ取られたこと、ネットで知り合った人に誘拐されてしまった子どもがいることなどを、ネットの世界にあるリスクとして、子どもたちに教えておきたいものです。日頃から、新聞やテレビ、ネットのニュースなどを見て、話題にできるとよいでしょう。

❷コミュニケーションの教え方

最近のゲーム機やスマホは、どこまでの情報を誰に見せるのか、どんな情報を受け取るのか、通信できる機会や方法、相手などを細かく設定することができます。また、子どもが一人で設定を変更できないように、パスワードなどでロックをかけることもできます。

最初のうちは一緒に設定してみて、子どものスキルが上がってきたら、子どもが自分で設定した内容を後で一緒に確認できるとよいでしょう。

ネットを介したコミュニケーションのマナーを身につけていくことも、大切な家庭教育です。最初は限られた人とやりとりをして、それを大人に見守ってもらうのが手堅いやり方です。コミュニケーションの相手は家族の中だけ、その後祖父母、親同士がよく知っている友達同士など、徐々に広げていきます。

ネットでのコミュニケーションには、リアルのコミュニケーションとの違いがあります。

・書いたことが広まって、思わぬ人が読む可能性がある。文脈や文化を共有しない人が読むこともある
・コミュニケーションの履歴が残ることがある
・非言語的メッセージが使えず、情報量が少ないことがある
・それぞれのネット文化圏に特有のコミュニケーションのルールがあることがある

Snapchat というＳＮＳは書き込んだ内容がすぐに消えてしまうというのが魅力のサービスですが、これですら、画面を保存（スクリーンショット）されて、後に残ることがあります。

こうしたことを子どもに理解させながら、どんな情報を誰に届けたいのかを意識させながら、練習を重ねていけるとよいでしょう。またコミュニケーションの対象や方法の制限についても、年齢が上がるとともに緩めていくのが原則です。子どもの力を計りながら、少しずつリスクを引き受けて冒険の世界に進ませます。

こうして子どもがだんだんと大人の手を離れていく際に、困った時、迷った時、いざという時に相談したい大人が身近にいることが重要です。ネットを介した人付き合いやＩＣＴについて知識と解決能力のある大人が周りにいるでしょう

か。問題が起きた時に早めに介入できるのか、手遅れになって大変なことになるのか、ここに一つの分岐点があります。

❸ネットのニセ情報を見破る

残念ながら現代のネットには、たくさんのニセ情報やフェイクニュースなどが書き込まれています。こうした情報がもっともらしく見えてしまうのも、ネットの情報の特徴です。またこうしたニセ情報を信じている人達はネット上でも群れやすく、そのコミュニケーションを通じて、ますます信じてしまいやすい状況が起こり、これはエコーチェンバー効果*と呼ばれたりもします。

ネットの情報を迂闊《うかつ》に信じてしまわないために、海外ではメディアリテラシー教育が盛んに行われるようになってきています。[2] 情報の真偽を見極めること（ファクトチェック）はそう簡単ではありませんが、リアルの世界でもネットの世界でも、入ってきた情報を鵜呑みにしないための訓練が必要な時代なのかもしれません。

❹お金との付き合い方

お金との付き合い方にルールを設定するのも大事なポイントです。

＊エコーチェンバー効果：仲間が集まっている場所で、ネットに何かを書き込むと同じ意見が返ってきて類似した意見だけが増幅する状況。

・新しいゲーム機やソフト、スマホなどは、いつ、どうやって手に入れるのか
・通信料は誰が負担するのか。使い過ぎた時の追加分は誰が支払うのか
・ゲーム内での課金などを許可するのかしないのか、するならばその方法はどうするのか
・通信販売での買い物をどうするのか

こうした約束を、特にお小遣いが足りない時にお手伝いなどで稼ぐ仕組みなど、リアルな世界でのお金のやりとりとあわせて、大人と一緒に設計していくのもよい方法です。

家の外でお金を稼ぐことについては、より慎重に約束しておく必要があります。原則としてはネットを利用して稼ぐことは禁止しますが、相談には応じる姿勢でいる方が、嘘や隠蔽のリスクをいくらか軽減できるかもしれません。

年齢にもよりますが、大事なことは、子どもの使っているお金の流れを追いかけられるようにしておくこと、子どもの小遣いの範囲で買えないような質や量のもの（それはバーチャルなものかもしれません）を持っていないかどうか、日頃から少し気を配っておきましょう。

❺負け慣れするための練習

中には、敗北や失敗に極めて弱く、負けると怒る、ものに当たる、人に当たるという行動パターンになってしまう子どもがいます。とりわけ自閉スペクトラム症やADHDの子どもに見られやすいトラブルの一つですが、ゲームの世界に限らず、日常生活でも同じようなことが起こります。ゲームなどでは気合いが入る分、大きな問題となることがあります。

これに対処、予防する方法の一つは幼児期から小学校低学年までの間に、「負け慣れ」の練習をしていくことです。

たとえば、じゃんけんで、勝ったら2点、負けたら1点、負けて怒ってすぐに次の勝負ができなかったら0点など、簡単なルールを決めます。1回の勝負に時間がかかるものだとなかなか諦めがつかないので、短いサイクルで次々に繰り返し勝負が始まるようなものにします。

また、「戦いごっこ」の台本を作り、かっこよく勝つ役、かっこよく負ける役を決め、役を交代しながら演技を通して体験する方法もあります。

負けた時にどうしても心の中だけでは受け止めきれない子どももいます。そうした場合にはクッションを叩くとか、その場でジャンプするとか、人に当たらな

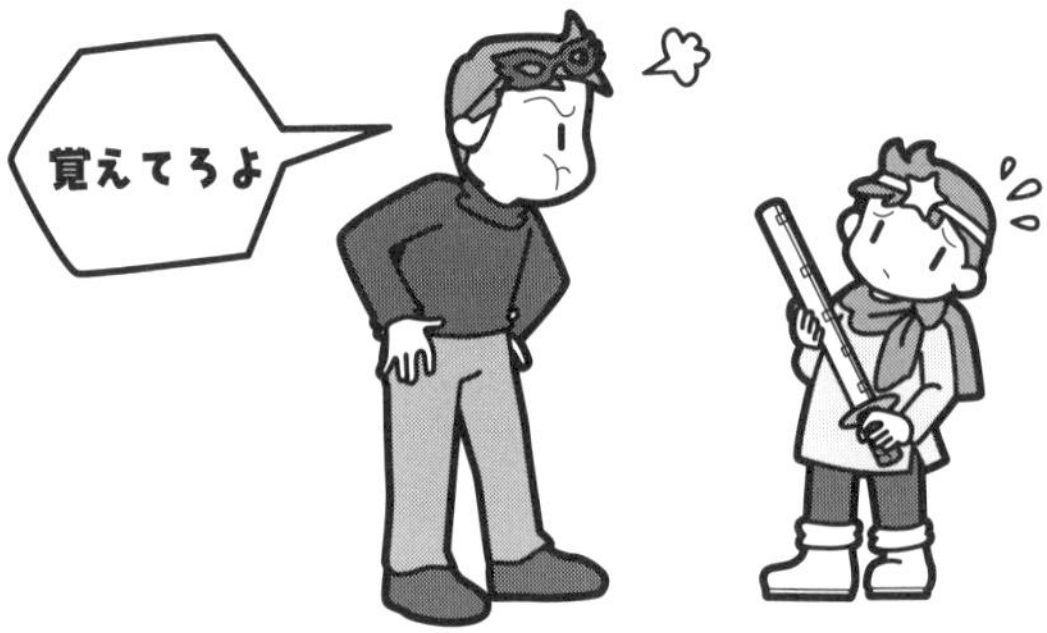

い、比較的安全な気持ちの発散のしかたを子どもと考えましょう。

子どもが、この世の中は「勝利、達成、完成だけに価値がある」のだと勘違いしてしまうと、負けたことに価値を見いだすことが難しくなります。身近に子どもに接する大人は、日頃から勝利、達成、完成だけを重要視していないことを子どもたちに教えたいものです。そして大人が評価しているのは、挑戦の証しとしての敗北や失敗なのだと、子どもが実感できるとよいですね。

2 使えるリテラシーのために

❶一緒にゲームを楽しむこと

皆さんは、家庭で子どもにICT機器の使い方を教えたことはあるでしょうか。身近な人に聞いてみても、そうした経験のある大人は案外少ないようです。

ICT機器を使いこなすには、基本的な操作方法をマスターすることが必要です。旧世代の携帯型ゲーム機のようなシンプルな機械でゲームを楽しむ程度なら、子どもはいつのまにか使えるようになりますが、最近の複雑な機器の機能をフルに引き出すためには、ICT機器の操作に習熟した大人の手助けが必要です。

そして皆さんは子どもにゲームのやり方を教えたことはあるでしょうか。多くの場合、教えなくても子どもはゲームを楽しんでいますが、ゲームにはたくさんの楽しみ方があり、大人が関わった方がより深く楽しめるものもあります。

一緒にゲームをプレイしながら、子どもが十分に味わっていないかもしれない楽しみを意識させることは、やってみても損はないでしょう。上手くなった時に一声かけて練習の成果を意識させること、ストーリーの進み具合をたずねて、もっと先を話したい、最後までやりたい気持ちを刺激していくこと、根気よく世界を隅々まで探索するなどのより複雑で奥深い遊び方があることに気づかせること、その他にも大人にできることはたくさんあります。

もともと人付き合いに積極的でないタイプの子どもや、人付き合いに不安や恐怖心を持っている子どもは、身近な大人が一緒に遊ぶことで、複数の人で一緒にプレイする楽しみ、ゲームの情報や進捗状況を人と共有しながら進める楽しみを味わうことができ、ゲームを通した社会参加の動機づけにも繋がるかもしれません。

こうした大人の介入は、子どもから見ると余計なお節介なのかもしれません。大人から見てよいゲームの遊び方に子どもを無理矢理引きずっていかないように気をつけた方がよいですね。

❷生産に繋がるリテラシー

子どもたちにとって純粋に楽しみのためにＩＣＴを利用できる幸せな時代は、だんだん終わりつつあります。ＩＣＴリテラシーの獲得が将来の生産性と結びつけられて評価される時代は、もうそこまで来ています。それは悲しいことでもありますが、これからの子どもの暮らしを考えると、避けて通るわけにもいきません。

宿題の課題を学校のウェブサイトからダウンロードしたり、アップロードして提出したり、調べ物の宿題を自分のタブレットで進めたり、プログラミングも学んでいかなければいけないかもしれません。子どもたちがこの学習のプロセスを楽しめるように支援していけるとよいと思います。

「将来役に立つ」ＩＣＴとの付き合い方だけをさせようとしても、それはやはり上手くいきません。大人になった時の暮らしを考えた時に、ＩＣＴの利用にやみくもな拒否感や嫌悪感を持たないようにしておくのが、まず必要なことです。学校で習ったからＩＣＴが嫌いになったというのは、なんとしても避けたい未来です。

現在、文部科学省ではＧＩＧＡスクール構想*というこれまでにない規模のプロ

＊文部科学省　ＧＩＧＡスクール構想の実現について
https://www.mext.go.jp/a_menu/other/index_00001.htm

ジェクトを進め、子どもたちが学校や家庭でICTに触れられる環境を準備し、子どもの使えるリテラシーを高めるための取り組みを始めています。COVID-19*の流行による休校期間の拡大なども、これを後押ししています。こうした取り組みが、子どもたちの使えるリテラシー、さらにはICTをさまざまな用途で使いたい気持ちに繋がっていくことを強く願います。

3 約束を守る支援のコスト

ICTリテラシーに関しては、守らせないといけない約束、子どもから遠ざけておかないといけない危険、教えなければいけないことが、あまりにもたくさんあります。家事や仕事で忙しい大人は、時間や気力、体力にも限りがあります。この矛盾を解決する助けになるのもまた、ICTなのです。

❶ペアレンタルコントロール

忙しい大人にとって、一番頼りになるのがペアレンタルコントロールです。最近の新しいデジタル機器などには、基本的な機能として初めから組み込まれてい

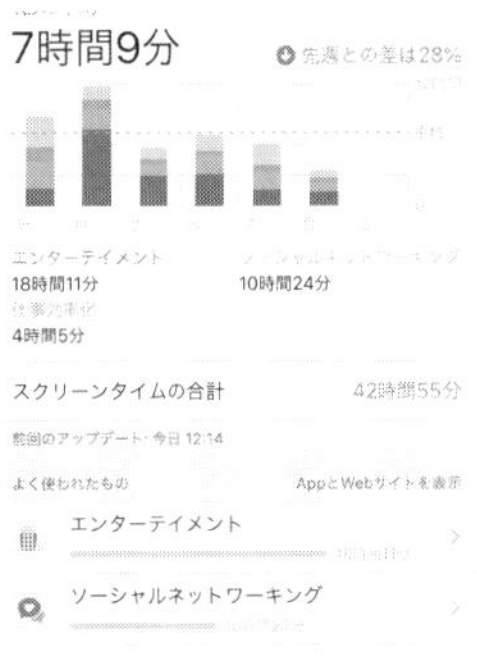
7時間9分
先週との差は28%
エンターテイメント
18時間11分
10時間24分
4時間5分
スクリーンタイムの合計
42時間55分
前回のアップデート: 今日 12:14
よく使われたもの
AppとWebサイトを表示
エンターテイメント
ソーシャルネットワーキング

スクリーンタイム

*COVID-19：25ページ参照。

ることが多くなっています。

たとえば、新しいiPhoneやiPadには「スクリーンタイム」[3]という機能が標準装備されており、機器を使える時間やそれぞれのアプリケーションを使える時間、新しいソフトの購入や課金などについて細かく設定できるようになっています。

この機能の最大の特徴は、親のスマホからいつでも子どものスマホやタブレットなどの使用状況が確認でき、設定を変更することもできます。また、使用時間の集計などを後から確認することもできるので、常に気をつけていなくても、子どものスマホの使い方を少ない労力で見守り、約束を守ることを支援することができます。アンドロイド系のスマホにもさまざまなペアレンタルコントロール用のアプリケーションが用意されており、無料で使えるものもあります。

また、ゲーム機の場合でも、Nintendo Switchにはみまもり Switch[4]という機能があります。ゲームの使用時間を制限したり、親のスマホから使用状況を確認したりすることが可能です。こうした機能を使いながら、時には一緒に設定しながら、子どもとの約束を守る手助けをするのが、効率のよいやり方です。

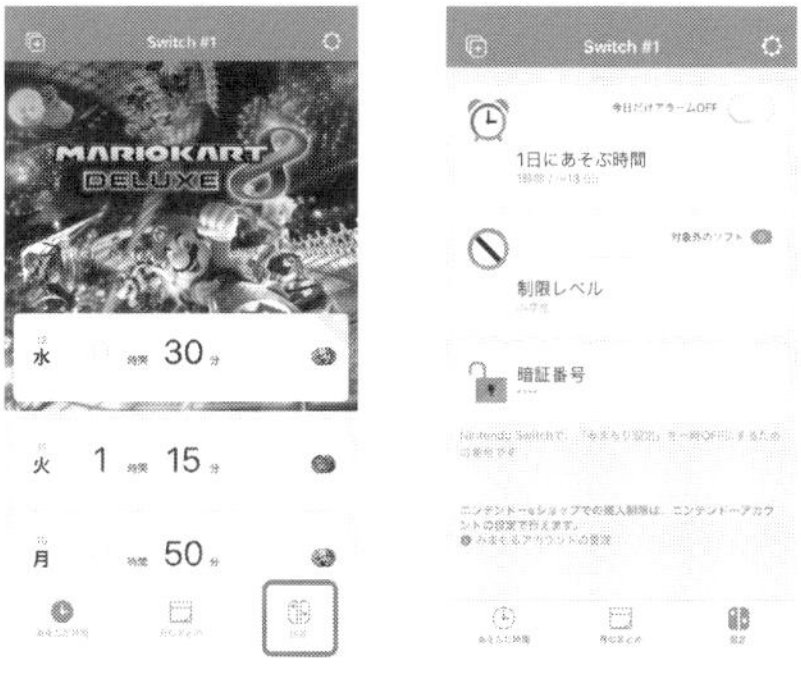

みまもり Switch の設定画面

❷アカウントの設定

オンラインゲームやＳＮＳなどのサービスを利用する場合には、アカウントの設定によって、使い方をある程度コントロールすることができます。

設定を変えない約束などが必要になることもありますが、低年齢のうちは親がアカウントにいつでもアクセスできるようにしておいて、時々設定を確認するなどの方法もとることができます。

❸守らせるイメージを思い浮かべる

「ネットやゲームについての約束は子どもには守れない」ことを出発点にするなら、大人は子どもと約束をする時に、「この約束を守らせることができるかどうか」を常に考えておかなければなりません。どんなツールを使いながら、どのくらいの時間と気力と体力を使って、子どもがその約束を守る手助けをするのか。そのイメージが浮かぶことが大切です。

同時に子どもの側も約束を守っているイメージが持てているようであれば、それはよい約束であると言えるでしょう。役に立たない約束にしないために、大人にできることはたくさんあります。

4 わが家の例

本当は職業として支援する立場の人間が、自分の家族のことを書くのはあまりよいことではないのですが、確実な学問的根拠のないこの領域では、最後には自分の家のことを書いておかないと、説得力がほとんどなくなってしまいそうです。幸い子どもたちからの許可を得ることができたので、ある時期の「わが家のルール」を公開しましょう（表❾）。

まず、ネットやゲームは1時間やったら1時間休憩です。おしまいにしても1時間後にはまた遊べるので、わりと機嫌よくおしまいにできます。

タイマーを自分でセットさせるのは自律に向けた準備です。ここにだけ、ペナルティを用意しています。最初はタイマーだけでうまくいっていたのですが、いつの間にかタイマーを巻き戻すという必殺技を身につけてしまったので、開始時間をメモに書いて冷蔵庫に貼るルールが追加されました。

これでしばらくは大丈夫だったのですが、今度は鉛筆で書いたメモを消しゴムで消して書き直すという裏技を思いついたため、メモはボールペンで書くことに

表❾ わが家のルール

- □ テレビ、デジタル機器の利用は、1時間やったら1時間休む。
- □ タイマーを自分でセットする。
  - □ タイマーをかけずにゲームをやっているのを見つけたら即中止。次回の権利を失う。
  - □ 開始時間をメモに書いて冷蔵庫に貼る。
    - □ メモはボールペンで書く。
- □ 利用可能時間は7時～20時まで。休日は5回まで。
- □ 食事や家族での行動は常に優先される。
- □ 高校生になったら自室への機器の持ち込み許可。

なりました。この他、タイマーのかけ忘れを防ぐために置き場所を変えたり、タイマーのサイズを大きくしたりなど、約束を守りやすくするための細かな工夫を重ねています。

合計時間はかなり長めですが、平均すると平日は2時間程度、休日は4~5時間程度になっています。食事や家族での行動が常に優先されるというのが、わが家のルールの特徴かもしれません。ゲームをやっていても食事が始まったら切りのいいところでおしまいです。ゲームのために家族との外出を断るというのもなしになっています。もともとのゲーム時間が比較的潤沢にあるので、子どももこのルールで納得しているのかもしれません。

この約束は紙に書いて食卓の横に貼ってあります。この他にもコミュニケーションの相手についての制限や、読んでいい電子書籍のリストとか、細かいルールもあるのですが、おおよそこのような枠組みで、時々修正を重ねながら、それなりにトラブルなくやれています。

また、ゲームやタブレット、スマホの使用時間は、離れていても確認できるペアレンタルコントロールを使って、必要な時に確認するようにしています。また、新しいゲームソフトは年に2回、夏休みとお年玉のタイミングで買ってもらえることになっています（私が自分用に買ってくるゲームは別）。もしそれ以外にゲームやダウンロードコンテンツなどが欲しい場合には、半額を自分の小遣いで用意すれば、残りの金額は親が補助することになっています。

わが家の子どもたちは週に1回ずつ曜日を決めて、家族の夕食を作るところから片付けるところまで分担することになっているのですが、それ以外の日に夕食を一回引き受けると300円もらえる約束があるので、新しいゲームがどうしても欲しい時などは、1週間、2週間、毎日夕食当番を続けて小遣いを貯めて購入したりもしています。

どのような約束がフィットするのかは、それぞれの子ども、家庭によってまったく違ってきます。それぞれの事情にあった約束を、子どもと相談しながら作ってみてはいかがでしょうか。

5 約束の副作用

子どもがICTとの付き合い方を学ぶ上で、約束はとても大事なものです。けれども約束するのはよいことばかりではなく、かなりの副作用があるのです。

まず約束を守らせるためにかなりの大人の時間と気力と体力が必要だというの

も、一つのデメリットです。育児・家事をワンオペ*でまわしている家庭では、続けていくのが難しいかもしれません。

さらに、約束があることで、子どもと大人との衝突が増えてしまうことがあります。子どもの嘘を誘発してしまうことが多いのも、約束の副作用です。子どもがゲームなどをやり過ぎていることと、大人としょっちゅうけんかしたり、嘘をついたりしていることと、子どもの成長やメンタルヘルスにとって、より害が大きいのはどちらなのか。ここは真剣に比較しておかないといけないところです。

時にはこの衝突によって、誰かがケガをしたり、値段の高い物が壊れたりすることもあります。約束が役に立っているのか、損の方が多いのか、見極める必要があるのです。約束があるために、家族間の対立がより深まっていく状況を作らないことが大切です。

残念ながらこの領域には、作られたけれども守られていないルールが大量に放置されています。そして、守られていないルールがあるのは、ルールがないよりも悪い状態です。子どもがルールを守っていないことを大人が知っていて、それでも守らせる働きかけをしていない、働きかけをしていても守らせることができていないという状況は、子どもと大人との約束そのものの価値を損なってしまいます。

***ワンオペ**：ワンマン・オペーレーションの略。ここでは1人ですべての作業を行わせること。

「大人との約束って、その程度のものだよね」と子どもが思ってしまえば、その価値の低下は他の約束にも伝染していきます。守れない、守らせることのできない約束があるくらいなら、約束を後退、廃止するかわりに、ある程度守れている状況を取り戻す方が、いくらかでもよい状態だと思います。

では大人が守らせることのできるルールを作るためには、どうすればよいのでしょうか。

6 何よりも大事なこと

子どもたちのICTの使い過ぎについて考える時、何よりも大事にしないといけないことが一つあります。それはネットやゲームの他に「も」楽しいこと、やりがいがあることが、この世の中にはたくさんあるという実感です。大人になった時に、ネットやゲーム以外の活動を積極的に選ぶ機会を確保していくことが目標になります。これをレジャースキルと呼んだりもしますが、実は仕事や育児で忙殺されている大人にとっても心の支えになる大事なスキルです。

このために必要なのは、リアルの世界の中で、好きなものを増やしていくことを大人が支援し続けることです。インドネシアのある地方では子どもがスマホを使う時間を減らすために、一人に一羽ずつヒヨコを配ったそうです。[5] 現地ではこのプロジェクトを「チキナイゼーション」と呼んでいるそうですが、これはきっと私の大好きな「シヴィライゼーション」（有名なシミュレーションゲームシリーズ）の名前をもじってつけているに違いありません。

新聞記事によると「子どもは母親ほど夢中になっていない様子で、『スマートフォンで遊ぶ方が面白い』と話していた」そうなので、あまり期待はできないかもしれません。でも、それでいいのです。

ひょっとすると100人に1人くらいの子どもが動物を育てることが大好きになるかもしれません。他の子どもには、サッカーを教えたり、釣りに誘ってみたり、料理をさせてみたり、いろいろな活動に触れる機会を用意して演出していけばいいのです。

それぞれの子どもが一つでも、二つでも、ネットやゲーム以外に、夢中になれる活動、続けていける趣味があるのは、嗜癖の予防という観点からは、とても大事なことです。できれば中学生になる頃までに、こういう活動がいくつか見つかっているとよいと思います。そう考えると、小学校時代には勉強なんかしている暇はないのではないかと、半分くらい本気で思います。

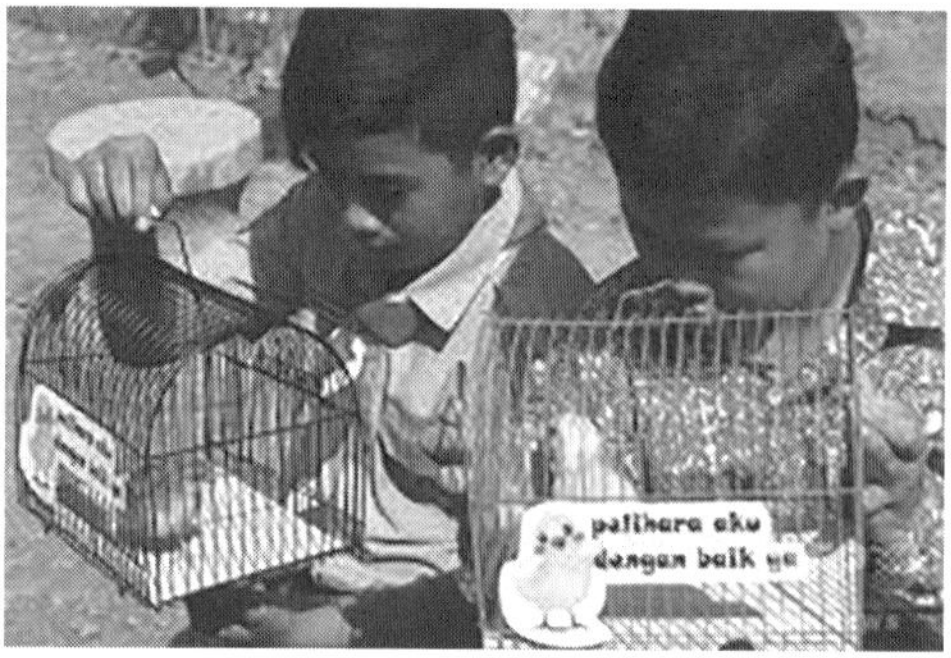

チキナイゼーションで
ヒヨコを手に乗せる子

「将来役に立つから」という言い訳をしながら、子どもたちがつまらないと感じる活動ばかりやらせることが、嗜癖のリスクを高めてしまうのかもしれません。中学受験などのために、ゲームをやらず、趣味の時間も節約して勉強に取り組んできた子どもが、志望校に入学してから、あるいは志望校に不合格になってから、反動的にゲームにのめり込んでしまうという事例に出会うことがあります。

こうした子どもたちが本当にゲーム症になりやすいのかどうか、そうしたデータはまだありませんが、趣味を育てる時間が足りなかった子どもたちが、ゲーム症に対する十分な抵抗力をもつことに失敗するというのは、いかにもありそうなことです。

絵本館という出版社が販売促進のために作った、「子どもを本好きにするポスター」[6]にはこんなフレーズがありました。

「子どもがどんな本をえらんでもけっしてもんくを言わない。」

この視点が大切なのだと思います。教育に役に立ちそうな絵本を読ませようとしたりする下心は、子どもを本好きにするには邪魔になるのでしょう。まずはネットやゲーム以外にも好きなものを増やす、そのことを応援していきたいところです。

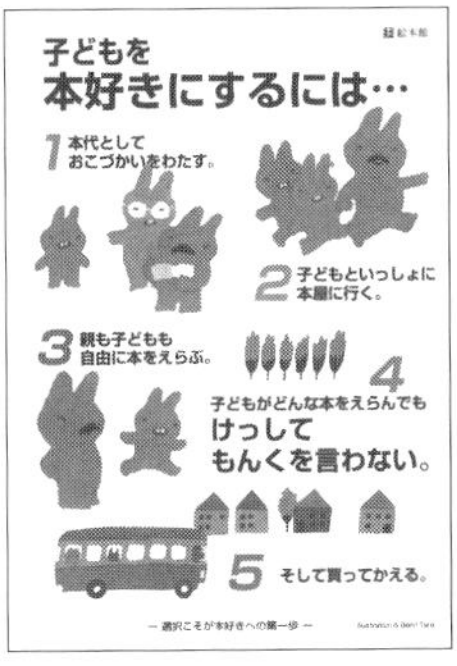
絵本館
子どもを
本好きにするには…
1 本代として おこづかいをわたす。
2 子どもといっしょに 本屋に行く。
3 親も子どもも 自由に本をえらぶ。
4 子どもがどんな本をえらんでも けっして もんくを言わない。
5 そして買ってかえる。
― 選択こそが本好きへの第一歩 ―

「子どもを本好きにするには」
© 絵本館

7 大人のリテラシーが求められている

ここまで読み進めてこられた方の中には、困ってしまっている方がいるかもしれません。ICTと子どもたちとの関わりを知ること、子どもたちにICTリテラシーを教えること、子どもたちに約束を守らせること、どれ一つをとってみても、大人の側に十分なICTリテラシーがあることが求められます。

さらに今後、学校でのICT教育が進み、ネットを介した課題のやりとりが増えたり、オンラインでの授業が増えていくと、その環境を準備したりメンテナンスしたりするための大人のICTリテラシーがより求められるのです。COVID–19の流行で、子どものいる家庭がまさに直面しているのもこの問題です。

それでは大人はいったいどこで、ICTリテラシーを学べばよいのでしょうか。本来であれば、子育てが始まって早い時期に、大人がICTリテラシーについて学ぶ機会があるとよいのかもしれません。内閣府の調査[7]では青少年の保護者の76・5%、低年齢層の保護者の58・6%がインターネットに関する啓発や学習の機会があったと回答しています。その機会としては保護者会やPTAの会合などの比率が高く、こうした機会を少しでも活用して、早い時期から親のICTリテラシーを高めていく取り組みが必要なのだと思います。

教育のICT化が叫ばれ、各学校に担当教員が配置されたりという施策が始まっていますが、幼稚園、保育園などにもICTリテラシー向上にかかわる役割の職員が配置され、養育者への啓発などができるとよいのかもしれません。ただICT担当の先生はとても忙しくなりそうです。

しかも現状では専従でもないので、どこまでの活躍を期待してよいのか、疑問も残ります。それぞれの学校や園に、一人ずつでも専従の職員がいてくれると心強いので、今後ぜひそうした声を上げていければと思います。

親がどんなにがんばって学習しても、この分野の進歩や変化は早過ぎて、一般の親がこれについていくのは不可能です。身近にICTリテラシーの高い人を知っているか、いざとなったら頼れる人、行政機関があることが、大事なポイントになってきます。

とはいえ、親のICTリテラシー獲得が大きな課題になる時代は、それほど長くは続かないかもしれません。なぜなら育児に関わる世代はだんだんとデジタルネイティブになってきていて、自然に新しい技術を吸収していける世代に変わりつつあります。過渡期のあいだ、もうしばらくがんばって乗り切る必要があるのでしょう。

8 大人から子どもへのメッセージ

そろそろここまで書いてきたことを振り返って、まとめてみたいと思います。

❶できれば子どもに教えたくないこと

これは３つあると思います。

・大人はネットやゲームに興味がない、嫌っている
・ネットやゲームのことは話題にしない方がよい、隠した方がよい
・ネットやゲームのことは大人に尋ねても助けにならない

子どもたちが成長する過程で、こんなことを学んでしまうと、ＩＣＴの領域で大人が子どもを手助けし続けるのはとても難しくなります。ゲームやネットをめぐって大人と子どもが対立するのではなく、協力できる関係を作りながら子ども

が育っていくことが大切なポイントになるのでしょう。

❷できれば子どもに知って欲しいこと

これは2つに整理できます。

・ネットとゲームの他にも、楽しいこと、やりがいのあることが、この世の中にはたくさんある
・大人は多彩な趣味をもっていて、人生を楽しんでいる

これらを学んでもらうためには、お説教ではうまくいきません。「諸君、この世の中には、ネットやゲームの他にも楽しいこと、やりがいがあることがたくさんあるのだ。わかったか」などと言っても、子どもが信じられるわけがありません。

これを学ぶためには実践の積み重ねが必要です。「あれも楽しかった、これも興味が持てた」、そんな経験をどれだけ持てるか、そしてそれを諦めなくてよいのだということを信じていられるか、そこがもっとも重要なところです。

さらにはネットやゲームの世界で、そしてリアルの世界で大人たちがいろいろ

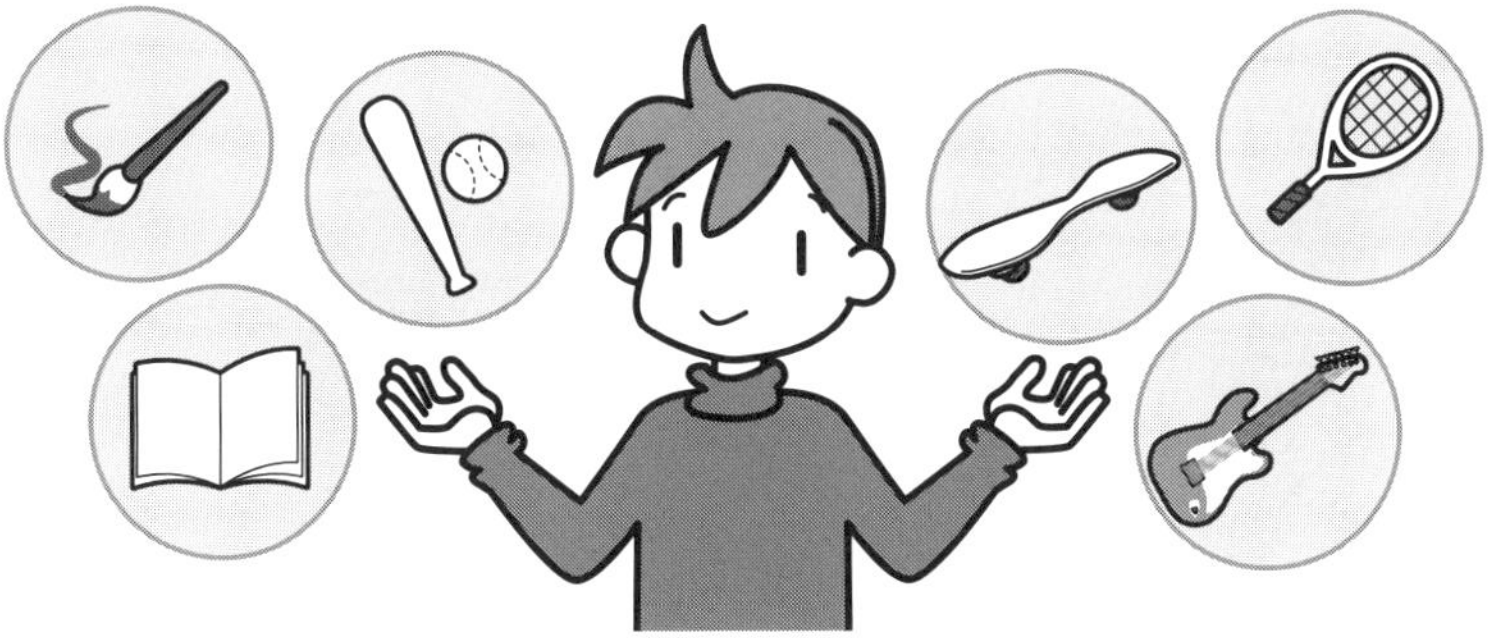

な趣味を楽しんでいる姿を見ることこそが、子どもたちが自分の将来の可能性を信じる根拠の一つになります。また、ゲームが大好きなお父さんには他にも趣味があることを見るのも悪くないかもしれません。ペットを飼うことでも、園芸でも、ゴルフでも、合唱でも、大人が心底楽しんでいる姿を子どもに見てもらう、できればそこに子どもも巻き込んでいくことが、必要なのではないでしょうか。

わが家ではアナログゲームがずっとブームです。私の20代の頃からのゲーム仲間が時々家に集まって、子どもたちも一緒にＴＲＰＧ＊をやっています。ＩＣＴの世界もリアルの世界もともに楽しんで欲しいと思うのは、贅沢過ぎる目標ではないと思います。

＊ＴＲＰＧ：24ページ参照。

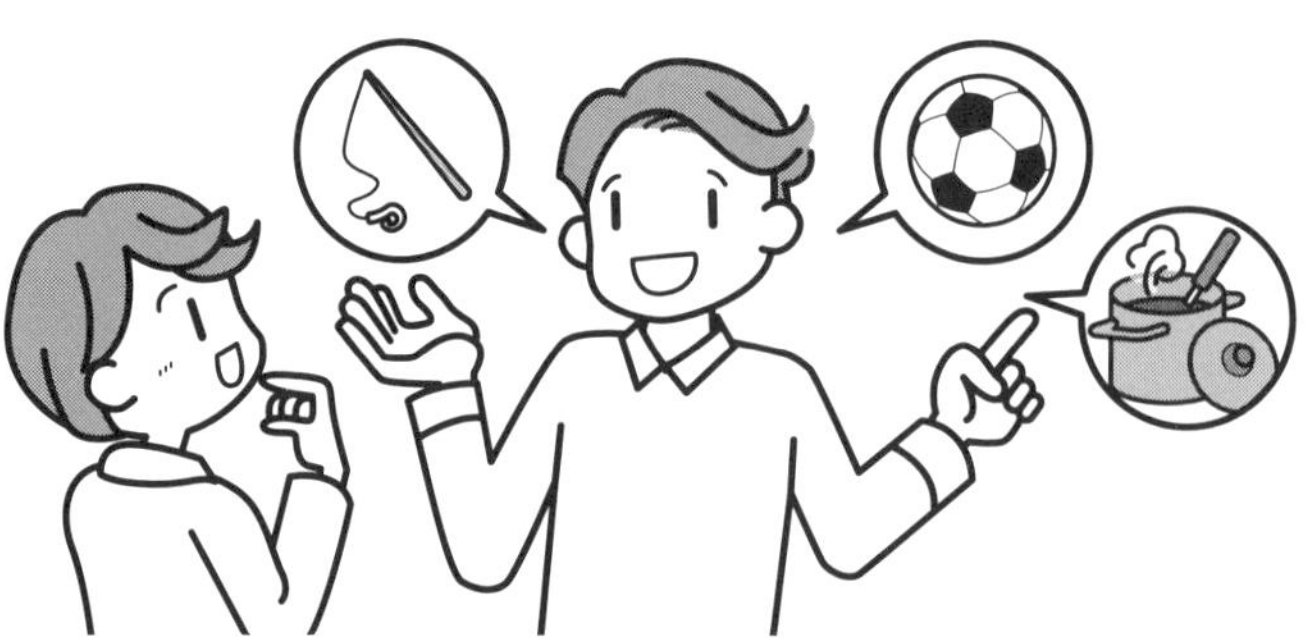

第８章

「依存かな」と思ったら

―子どもの実態を知るために―

1 問診項目の提案

ここまで子どもたちが今どんな世界の中で暮らしているのかについて、駆け足で見てきましたが、ネットやゲームの世界は広く奥行きも深いので、全体像を知っているだけでは、その子どもに合った対応策を考え出すことはできません。目の前の一人ひとりの子どもがネットやゲームとどんな関わり方をしているかを知ることが必要です。

特に子どものＩＣＴとの付き合い方に疑問がでてきた時、一度立ち止まって、きちんと情報収集をして整理してみることは、問題の早期発見、早期対応にも繋がります。

では、どうすればそれぞれの子どものネットやゲームとの付き合い方の個々の状況を知ることができるのでしょうか。

❶支援者の目線から見る

この章では、ネットやゲームの問題を抱えているかもしれない子どもと接する時に、どんな事柄を知っておいた方がよいのか、項目を整理します。実はこの項目はここまでに書いてきたことのまとめにもなっています。

医師や子どもの支援者がどんなところを気にかけているのかを知ることで、子育てをしている方たちにも、日頃どこに気を配っておけばよいのか、何に気を付けていればいいのかを考える時の参考になればと思います。

❷誰に聞くか、いつ聞くか

子どもの実態について情報収集する時に、誰から情報を聞くかはとても重要です。子どもは、大人にネットやゲームについて聞かれると、叱られるのではないか、時間や活動を制限されるのではないかなどと考えて、身がまえたり、時には嘘をつくこともあります。

一方で、親や里親、施設の職員など子育てをしている養育者は子どもとネットやゲームとの付き合い方について、案外知りません。「子どもがゲームばっかりやって困っています」というお父さんに、「実際に毎日何分くらいゲームをしているのですか?」と質問しても、時間を答えられることは稀《まれ》です。

ネットやゲームにネガティブな印象をもっている養育者から、正確な情報を得ることは困難ですから、客観的な情報を得るために、子どもと養育者のそれぞれに話を聞きます。子どもから聞いたことと養育者から聞いたことが、大きくずれているようであれば、それも重要な情報です。

子どものネットやゲームとの関係に養育者がどれくらいの関心を向けて、実態を知っているのかということは、その後の支援を考える時の重要な情報になります。また、子どもの話にどのくらいの隠しごとや嘘があるのかということを推測する手がかりにもなります。

2 情報収集のための問診項目

では、左に情報収集のための問診項目を紹介しましょう。

初めの段階では、それぞれの項目をあまり詳細に聞き取る必要はありません。ざっくりと全体像が見えればよいので、特に課題になっていると思われるところだけ、後からしっかりと確認していくのがよいでしょう。

■情報収集のための問診票

氏名：　○○　太郎

聴取日：○○年　○○月　○○日

① 使用機器	a:　スイッチ　　b:　タブレット c:　　d:
② 所有権	a:　父　　b:　たろう c:　　d:
③ 使用場所	a:　LDK　　b:　LDK　自室 c:　　d:
④ 主な使用目的	・ゲーム ・動画、ネット ・宿題 ・メール
⑤ おおよその使用時間	平日　15:30 ～ 16:30　19:00 ～ 20:00　　計：約 2 時間 休日　きまってない　　計：約 4 時間
⑥ コミュニケーション対象	知人　家族　祖父母　クラスの友達 ネットの知人　　あり　ゲームのフレンド　　なし 不特定の人　　あり　　なし
⑦ 金銭	本人負担：　小遣いでゲーム課金 足りない時は：　諦める 家族の負担：　Wifi、ゲーム機、ソフト
⑧ ルール	ルールはある？　　あり　　なし 守らせている？　　いつも　だいたい　ときどき　ぜんぜん
⑨ 備考	弟とよくスイッチの取り合いになる ソフトは年 3 本　（誕生日、夏休み、クリスマス）

❶どんな機器を使っているの？

どんなＩＣＴ機器を使っているのかを知ることで、子どもの活動の範囲を大まかに推測することができます。最近の機器には多機能なものも多いので、必ずしも、使い方を詳細に特定することはできませんが、最初にこれを聞いておくことで、重点的に聞かなければいけない項目が見えてくることがあります。

子どもには、ゲーム機、タブレット、スマホなど、どんな機器を使っているか（使えるか）を聞いておくとよいでしょう。

ゲーム機の場合、具体的な機種名を聞いてください。とりわけ最近の機種を持っているかを確認してください。あまり古い機種しかないと、友達とゲームの体験を共有できない場合もあります。

❷誰の所有物？

子どもが使っている機器の所有権が誰にあるのかを確認しておくことが必要です。子どもが自分のスマホを持っているのか、家族のものを借りているのかは、使用の際のルールを作る時にも関わってくる大事な項目です。

複数の家族で共有している場合、使える時間が制限されたり、子ども同士の、時にはお父さんも交えた取り合いの問題なども出てくることがあります。

❸どこで使っているの？

子どもはいろいろな場所でICT機器を使っています。リビングや食堂などの自宅の共有スペースで使っている場合、自分の部屋に持ち込んでいる場合、友達や恋人の家で使っている場合、学校やアルバイト先などで使っていることもあります。

この他にも、公園に集まってゲームをしていたり、ネットカフェを利用していたり、最近は一時期より見かけなくなりましたが、Wi-Fi*の電波が漏れてくるコンビニの裏などで遊んでいる子どももいます。

ICT機器の使用場所は、インターネットへの接続方法によって決まってきます。家の中にWi-Fiの電波が飛んでいて家中どこでも接続できるのか、有線だけの接続にしているのか。タブレットなどでもWi-Fiだけでネットに接続しているのか、携帯電話などの電波（3G、4G、5G）で家の内外を問わず接続できるのかによって、子どもの行動は変わってきます。

❹ネットやゲームで何をやっているの？

子どもたちがネットやゲームで何をやっているのかを知ることが重要です。

＊Wi-Fi：ワイファイ。比較的近距離で無線で通信する技術、設備を指す。多くの機器ではWi-fiを経由してインターネットに接続することになる。

ネット、ゲームの世界は幅広いので、すべてを把握することは難しいのですが、第1章、第2章を念頭に、どんなことをしているのか、大雑把に聞き取ります。

よく遊ぶゲームの作品名やジャンル、よく使っているSNSや動画共有サイトを聞いておくと、何を目的にネットやゲームをしているか推測しやすくなります。話してくれるようであれば、どんな楽しさや利益があるのかも聞いておくとよいでしょう。子どものネット使用の目的や、ゲームに何を求めているかを知ることは、支援を考える際のよい手がかりになります。

❺いつやっているの？

学校のある平日と休日とに分けて、それぞれ何時から何時まで、合わせて何時間くらいネットやゲームをしているかを聞きます。テレビを見ている時間も聞いておきます。

同じ機器を使っていてもゲームに使っている時間、コミュニケーションに使っている時間、宿題の調べごとに使っている時間では、ずいぶん意味が異なります。ネットの使い道によって、それぞれどのくらいの時間を使っているのかも確認してください。

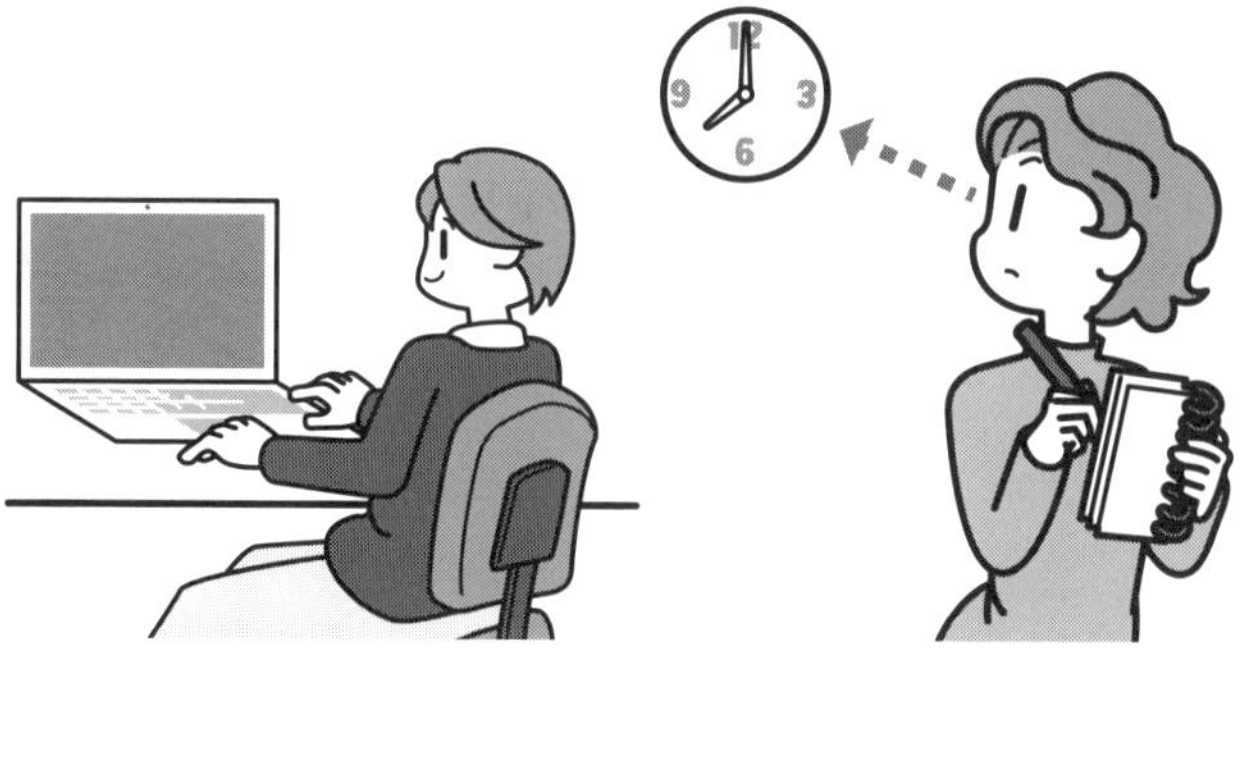

❻誰と繋がっているの？

ネットを使って日常的にコミュニケーションをとっている相手を、知っておくとよいでしょう。リアルの知人に限定されているのか、ネットだけの友人がいるのか、不特定多数の人とのやりとりがあるのか、特にネットで知り合った人とリアルの世界で会うことがあるのかどうかも、聞いておくとよいでしょう。

❼お金はかかっているの？

大人が意外と聞き落とすのが、お金の問題です。ネットやゲームの活動を入手したり維持したりするのに、子どもが自分のお小遣いを使っているのか、足りない時にお手伝いなどで稼いだりしているのかを聞いておきましょう。どのくらいのお金がかかっているのかもポイントです。高校生くらいの年代なら、スマホの通信費などがどのような負担割合になっているかも聞いておきましょう。

また、ネットを使ってお金を稼いでいるかどうかも確かめておきます。可能性がありそうな時には子どもから、また、養育者からも聞いておけるとよいでしょう。使えるはずの小遣いの額と、実際に子どもが手に入れている商品などが見合ったものであるのかどうかも、確認する必要があります。

❽ネットやゲームを使う時のルールはあるの？

問診の中で、ルールに関する項目が核心であると言えます。子どもたちの実態を知るだけではなく、周囲の大人がどのくらい関心を向けているのか、また、子どもと大人の関係がどうなっているのかなど、いろいろなことを推測する手掛かりになります。

●ルールはあるの？

そもそもネットやゲームの利用にルールがあるのかどうかを確認しておきましょう。まったくルールがない家庭も珍しくはありませんが、文字で書かれたルールがある家庭、何となく習慣で決まっている家庭もあると思います。

●誰と決めたルールなの？

誰と誰が決めたルールなのか、いつ決めたルールなのかも確認しておきましょう。大人が決めたルールでも、そのルールに子どもが同意しているか、確認します。

ルールが決まった経緯も、大事な情報です。ゲームを買うかどうかの話し合いと同時に約束を相談して決めていたり、問題が起こってから決めていたりします。

時には養育者がその時々の思いつきで、ルールやペナルティを変えていることや、逆に子どもが実力でルールを変えていることもあります。

●ルールの中身は？

ルールがある場合、その内容を聞きましょう。使ってよい場所や時間が決まっているのか、使ってはいけない条件が決まっているのか。どのようなコンテンツを利用することが許可されているのか。どのような相手とコミュニケーションすることができるのか。お金に関する取り決めがあるか。約束を守れなかった時のペナルティがあるかどうかも大事なポイントです。

●ルールは守っている？

約束は守られているのか、いないのか。守られているものと守られていないものを聞きます。これが核心中の核心の項目です。ネットやゲームの周辺には、守られていないルールや約束があふれています。

●ルールを守らせている？

養育者が子どもたちに約束を守らせるために、どのようなことをしているのか、

■使用ルールを確認する

ルールはあるの？ 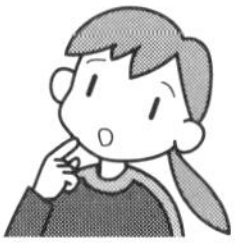	ある　・　ない
誰と決めたルールなの？ 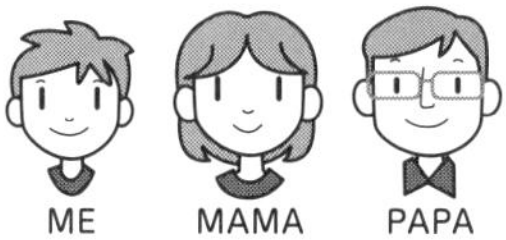	
どうやって決めたルールなの？ ＊ルールが決まった経緯 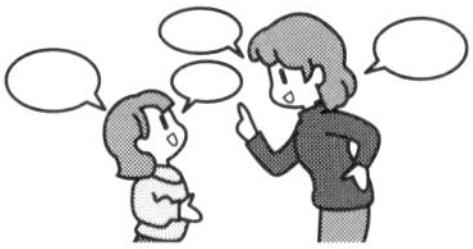	
ルールの中身は？ 	
ルールは守ってる？ 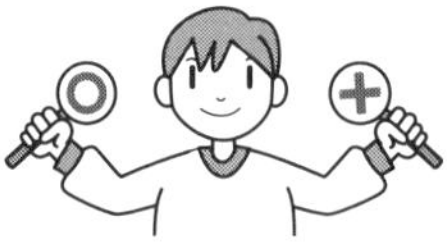	いつも・だいたい・ときどき・ぜんぜん
ルールを守らせている？ 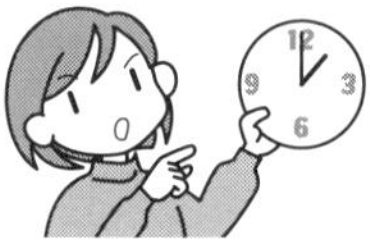	

それにどれくらいの時間や労力を必要としているのかを聞きます。

3　評価のポイント

子ども、養育者から聞き取った内容から、ネットやゲームの使用が健全で安全な状態なのか、リスクの高い状態なのかを判断していきます。その時に評価すべきポイントは大きく2つあります。

❶ネットやゲームの使用状態のリスク

ネットやゲームにかかるコスト（時間、気力、体力、お金）の大きさ、ネットやスマホ以外の活動の乏しさ、身体的健康に与える影響、ネットやゲームの文化から受け取る情報や影響の質や大きさなどがリスクとして考えられます。

❷人との関係性のリスク

ネットやゲームをめぐる、人との関係性に関するリスクです。これは見えにくいものですが、問題となるリスクの大半は人との関係に起因するものです。

同年代の子どもたちへの関係

ネットやゲームを介した、主に同年代の子どもとの関係に注目します。ネットやゲームが、付き合いの質や量に、どのような影響を与えているかを評価します。評価の前提として、リアルの世界での子ども同士の関係は良好か、緊張状態はないか、いじめたり、いじめを受けたりしていないかを把握しておきましょう。

登校しぶりや不登校がある子どもでも、ネットやゲームを介して子どもとの関係が繋がっていることもあります。友達付き合いの中で、ネットやゲームはどのくらいの重みを持っているでしょうか。

ネットを介して、少なくともリアルと同程度に自分を表現しながら、コミュニケーションができているでしょうか。緊張状態やいじめられる立場が家庭内まで追いかけてきていたりしないでしょうか。

このあたりを確認、推測したり、時には想像で補っていくことで、子ども同士の関係のリスクを評価していきます。

養育者との関係

子どもと養育者の関係が端的にわかるのは、家庭でのネット・ゲームについての約束のありようです。これがもっとも重要な情報です。養育者と子どもの間で話し合いが成立しているのか、子どもにはその話し合いの結果に納得しているのか、あるいは尊重するという気持ちがあるのか。親には抵抗できないと服従しているのか、あるいは自分は大人よりも優位な立場にあると確信しているのか。

　こうした情報から養育者の子育てのスタイルを推測することができます。

　家庭での子育てのスタイルと子どものメンタルヘルスの関係について、内外で数多くの研究が行われています。中でも広く受け入れられているアメリカの臨床心理学者、発達心理学者のダイアナ・ブルンベルグ・バウムリンド（1927年）のモデルは、「子どもの言動にどの程度応じていくのか（応答性）」と「子どもの行動をどのくらいコントロールするのか（支配性）」という2つの軸で、子育てのスタイルを4つに分けて判定していく方法を提案しています（図⑩）。

　図にある「指導的（authoritative）な子育てスタイル」は、子どもがルールを守ったり力を伸ばしていったりすることについてしっかりとした目標を持ちながらも、子どもの自主性や意見を尊重しながら進めていく民主的なスタイルです。

　ボネールらは、ネットゲームへの依存の予防や治療と家族との関係について考察した論文[1]の中で、「指導的（authoritative）な子育てスタイル」を望ましいものとしています。その家庭の子育てのスタイルによって、ゲームやネットの嗜癖の

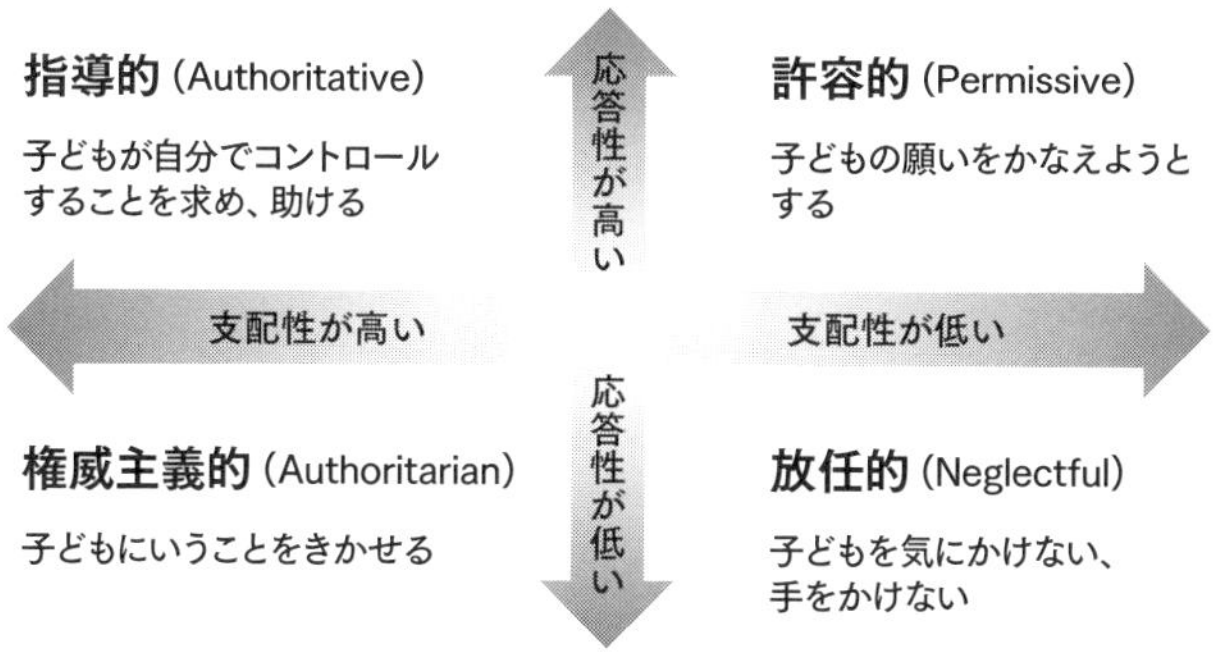

図⑩
子育てのスタイル

リスクが高いのか、低いのかをある程度見極めていくことができるかもしれません。

人との関係を見ていく中で、もっとも重要な評価のポイントは、そこにネットやゲームがあることや、また時にはそれがないことが子どもと大人の関係にどのような影響を与えているかということです。

残念ながら、ネットやゲームの使い方を巡って対立することによって、家庭内での会話が減り、リアルの世界からより遠ざかり、ネットやゲームへの嗜癖のリスクが高い状態に陥っている家庭は少なくありません。

外部の大人たちとの関係

外部の大人たちとの関係が、使い過ぎや安全性のリスクとなっていることもあります。外部の大人たちとの関係は、ネットを介して発生しますが、深夜のゲームの遊び相手になっていたり、危険なリアルの遊びに誘われたり、性的な関係に誘われたり巻き込まれたりすることもあります。

一方では、こうした大人たちとの付き合いの中で、金品を得ている事例もあります。抜き差しならない状態に陥る前にそうした兆候を察知し、身近な人との関係の改善を図ることが必要です。

❸全体像を把握する

子どものそれまでの生い立ち、親や周囲の大人たちとの関わり合い、子育てのスタイルに関する情報がないと、ネットやゲームに関する情報だけでは、起こっている問題の全体像はわかりません。何がリスクの要因になりうるのかも推測することはできません。同様にその子どもが学校や社会などリアルの世界でどのような人付き合いをしているのかを知っておくことも、ネットやゲームでの活動を理解する大きな助けになります。

すでに大きな問題が起こっている場合でも、ネットやゲームの問題だけで視界をいっぱいにしてしまうのではなく、少し引いた視点から子どもと家族、社会の全体像を把握する試みをしていただければと思います。

第9章

「依存かな」と思ったら

―頼れるものを増やすために―

子どもたちの中には、ネットやゲームを長時間使ったり、そのために自分の現在の暮らしや将来の暮らしに大切なものを失いかけているように見える子どもがいます。子どもがネットやゲームに依存し過ぎているのではないか、嗜癖*（アディクション）が始まっているのではないかと思った時、大人には何ができるのでしょうか。

1　全体像の評価

❶ネットやゲームの使い方の評価

まず、必要なのはネットやゲームの使い方を含めた、子どもの暮らしの全体像を知ることです。前章にあげた問診項目と評価のポイントが参考になります。

インターネットゲーム障害に関しては、IGDT-10[1]*と呼ばれる評価ツールが開発され、ネットの使用に関するスクリーニング検査としては、「インターネット依存度テスト」[2]*がよく使われています。いずれも日本語に翻訳[3]されて使用されています。また、DSM-5のインターネットゲーム障害、ICD-11のゲー

＊嗜癖（アディクション）：102ページ参照。

＊IGDT-10：108ページ参照。

＊インターネット依存度テスト：86ページ参照。

ム症の診断基準やガイドライン*も参考にしてください。

ここで重要なことは、ゲーム症などの診断基準にあてはまるかどうかではなく、今、子どもが手助けを必要としているかどうかです。本人や周囲の人びとがひどく困っているなら、ためらわずに対応を始めます。

*診断基準やガイドライン：105・106ページ参照。

❷関連する問題と併存症の評価

よくメディアで取り上げられているネット、ゲームへの嗜癖の極めて重症な事例であっても、本人や周囲がもっとも困っていることが、ネットやゲームの使い過ぎそのものであることは、実は稀です。本当の困りごとは、その周辺の問題や背景にある他の精神疾患であることも多いのです。

●発達障害

ネットやゲームの嗜癖と発達障害、特に自閉スペクトラム症と注意欠如多動症との関連は強いものです*。すでに診断されている発達障害もありますし、ネットやゲームの問題をきっかけに背景にある発達障害の可能性に気づくこともあります。

*第4章78ページ参照。

乳児期、幼児期にさかのぼって、子どもの生い立ちについてできる範囲で詳しく情報収集することで、発達障害が併存している可能性を評価することができます。ネットやゲームとの付き合い方や、何がその子どもを強くネットやゲームに惹きつけている動機なのかを考えていくことも、発達障害の有無について推測する手掛かりになります。

●不安症、強迫症

ネットやゲームの使い過ぎの背景に、さまざまな「不安症」があることが少なくありません。人付き合いに対する不安が著しく強くなる社交不安症のある子どもが、リアルでの対人関係を避けるために、ネット越しの交流を選んだり、人付き合いの要素のないゲームを選んで嗜癖に陥ることがあります。また、パニック症*や広場恐怖症*のある子どもが外出を避けるうちに、ネット、ゲームに行動が限られてくることがあります。

こうしたケースでは、ネット、ゲーム自体に強く惹かれているわけではないので、狭い意味での嗜癖の子どもに見られる「離脱*」や「耐性*」といった症状が現われないのが特徴と言えるかもしれません。

不安症とは少し異なりますが、対人関係の問題やいじめの問題を抱えている子どもが、相手の行動に対する不安や恐怖感からスマホから目が離せなくなってい

＊パニック症：危機的な状況ではないのに、動機が激しくなったり息が苦しくなったり、落ち着いていられなくなったりしてパニックの状態になってしまう疾患。

＊広場恐怖症：人混みや広い場所、交通機関の中など、特定の状況で強い不安を感じる疾患。パニック症を伴うこともある。

＊離脱：１０２ページ参照。

＊耐性：１０２ページ参照。

るという事例も時にはあります。

また、一部に強迫症*の症状がネットやゲームの使用に関係している子どももいます。ネットやゲームの活動に強い魅力があるわけではないのに、やらないと気がすまないなどの理由で、利用時間が長くなったり、他の活動より優先されたりしてしまいます。

*強迫症：147ページ参照。

●抑うつ

抑うつ症状がある子どもに、ネットやゲームの長時間使用が見られることがあります。これは多くの場合、うつのために、他の活動ができなくなっていたり、他の行動をする決断がおっくうになっていたりするために起こります。やはりこの場合もうつの症状もあいまって、ネットやゲームからも強い喜びが得られていないことがほとんどです。

●反抗、素行の問題、触法行為

ネット、ゲームを長時間やっている子どもに時に見られるのが、反抗、素行、触法の問題です。頻繁に嘘をついたり、家庭内での暴力に結びついたり、時には金銭の持ち出し、ゲームソフトの万引きなどが見られたりすることもあります。

家族のクレジットカードを無断で使うことなども、ここに含まれます。

児童精神医学ではこれらの問題を大人に対する反抗が目立つ反抗挑発症、暴力や窃盗などの問題が見られる素行症と名付けています。これらの問題は、後で取り上げる大人との関係に強く関連しています。

●不登校、引きこもり

不登校や引きこもりとネット、ゲームの問題はメディアなどでもしばしば取り上げられ、強い関連が見られると考えられています。内閣府による「若者の生活に関する調査[4]」では、「パソコンや携帯がないと落ち着かない」と回答した人の割合が、引きこもり群では一般群に比べて高かったと報告されています。不登校の子どもが家にいる間、ネットやゲームばかりしているというのも、しばしば見られる状況です。

このグループの子どもたちとネット、ゲームの問題との関係は思ったより複雑です。一般にはネットやゲームにはまったことで、学校に行かなくなったり、外出しなくなったりしていると考えられがちですが、私が不登校の子どもたちとたくさん会っている中で感じることはむしろその逆で、学校に行きたくないから、行けないから家にいるほかなくて、家にいる間、他にやることがないからネットやゲームで暇つぶしをしているという子どもが少なくないのです。

こうした子どもはネットのトラブルや遊び相手と時間が合わないなどの理由で、特定のゲームができなくてもへっちゃらです。ちょっとTwitterをのぞいて、少しソシャゲをいじって、動画を流し見しながらマンガを読んで、時間がつぶせたりします。ここでも離脱や耐性の問題はあまり重要ではなく、ネットやゲームの活動には消極的な時間つぶしの意味しかありません。

もちろん一部の子どもは特定のゲームに熱中し、腕を磨いたりランキングを上げたりすることに多くの時間を使っています。問題の中核が不登校にあるのか、ゲームの嗜癖にあるのか、そこを見分けていくことが対応の糸口になります。

❸関係の評価

子どもの生活全般を見ていく中で、何よりも大事なのが人との関係の評価です。ネットやゲームに関わるいろいろな情報や、本人や家族から直接聞き取った人付き合いについての情報などが、大切な手掛かりになります。

●他の子どもとの関係

他の子どもたちとの関係も、評価しておく必要があります。例えば不登校であったとしても、ネットやゲームを介した子どもとの交流はあるのかないのか、その質はどうなのか。逆にリアルの世界での子どもとの交流はどうなのか、両方知っておきたいところです。また、きょうだいとの関係が重要となる子どももいます。

不登校の子どもの状態は、私が児童精神科医になったばかりの頃と比べると、いくらか改善しているように見えます。なぜなら学校に行っていなくても同級生とSNSで交流していたり、一緒にゲームで遊んでいたりする子どももいるからです。

完全には孤立しておらず、人と繋がりを持つことは子どもにとっても大きな支えとなります。また、オンラインだけの友達や知人がいて、人付き合いが続いている子どもも珍しくはありません。もちろん家にいてもいじめが追いかけてくるというリスクも無視できないので、ネットを通じた子どもとの関係の評価は、不登校の子どもについて考える時に欠かせない情報になってきています。

●大人との関係

多くの事例で困りごとの中核は大人、それも身近にいる親との関係の中にあります。また、親子の間での歴史の積み重ねもとても重要です。

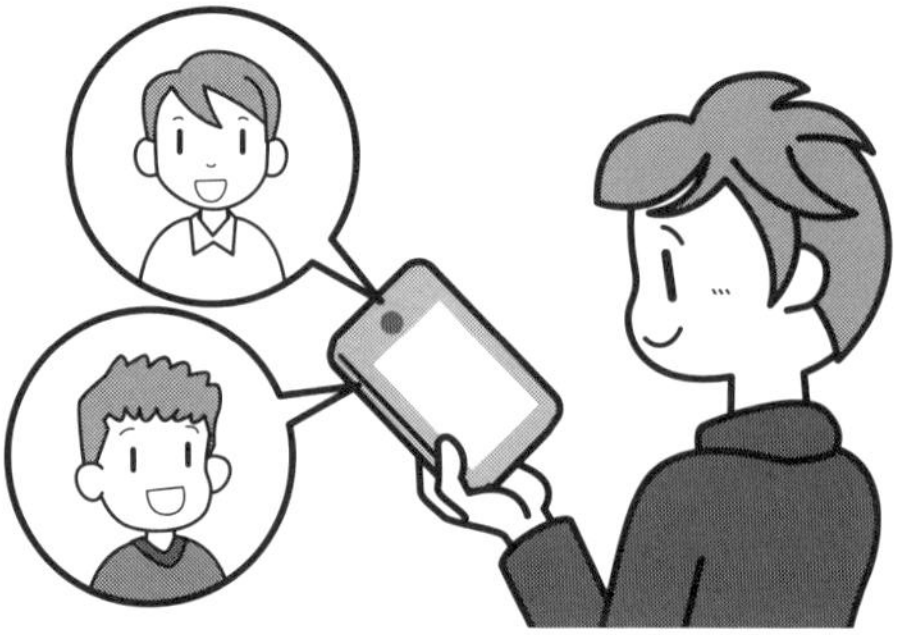

これまで見てきたように、親の養育スタイルとそれに子どもがどのように応じているのか、ネットやゲームについての大人と子どもの好みや意見はどの程度一致しているのかずれているのか、約束をめぐってどのような歴史や現在の状況があるのかなど、確かめておきたい項目がたくさんあります。そして学力や受験、就労や自立についての価値観は、養育者と子どもとの間でどのくらいのずれがあるのでしょうか。

また、嘘や暴力についても、なぜ子どもが嘘や暴力を使っているのか、他にいろいろな手立てがある中で、あえて嘘や暴力を使わなくてはならない理由は何か、嘘や暴力以外の方法を取れない状況に追い込まれているのか。暴力を使って人の行動をコントロールするというパターンを、どこから学んできているのかなども、いろいろな情報に基づいて、想像をめぐらせておきましょう。

金銭に関わる問題も重要です。子どもが自由に使えるお小遣いはあるのか、足りなくなった時に稼ぐ方法はあるのか、子どもはあえて家庭内で窃盗や強盗という手段を選んでいるのか、他の手段がない状況に追い込まれているのかなど、関係という視点からも、評価しておきましょう。

また、家庭の外での大人との関係も重要になってくることがあります。担任や部活の顧問など学校の先生たちとの関係、親や先生以外の大人との接点や交流の質なども知っておくとよいでしょう。特にリスクの高い、反社会性の強い大人との接点の有無は介入の方向を考える時に重要なポイントになります。

これらについて一つずつ情報を集めていき、どうしても足りないところは推測や想像で補いながら、子どもが暮らしている世界を再構成していく作業が問題の解決に繋がっていくのかもしれません。

その上で、そこに見られる主な問題がネットやゲームへの嗜癖であるのか、それ以外の問題が主役であるのかを考えていくことになります。

大人が期待するほど子どもが勉強しないのは、本当にネットやゲームへの依存のためでしょうか。学習への嫌悪や学習に対する大人との価値観のずれ、将来の人生設計に関する子どもと大人との見通しのずれは、嗜癖の問題であると考えてよいのでしょうか。

大人の指示を守らないのは、ゲームへの嗜癖のためなのでしょうか、大人の命令や指示に従うことがすっかり嫌いになっているのでしょうか。

学校に行かないのは、ゲームをしたいからなのでしょうか。学校に行きたい理由がなかったり、行きたくない理由があったりするのではないでしょうか。

そして子どもはネットやゲームの世界に引き寄せられているのでしょうか、現実から逃げるためにそこにとどまっているのでしょうか。そこを見極めていくことが介入の重要なポイントになってきます。

2 包括的な支援

子どもにネットやゲームの問題が見られる場合、多くの場合その問題の核心は、ネットやゲームではありません。時々「この子はゲームのし過ぎで不登校になっています。だからゲーム症を治療してくれれば学校に行くはずです」という相談を持ちかけられることがあります。スクールカウンセリングや児童相談所でも同じような相談は珍しくないようです。しかし、ゲーム症の治療だけで本当にうまくいくのでしょうか。

多くの場合は併存する精神疾患の治療や、いじめや大人との関係のこじれについての現実的な解決、また、不登校や引きこもりに対する支援や介入が優先されることになります。この時にネットやゲームの問題を意識し過ぎることは、問題の核心から目をそらすことになり、むしろ解決の妨げになることがあります。ほとんどの場合、ゲームの時間を減らせば学校に行くのではなく、学校に行きたくなるとゲームが減るのだと考えておいた方がいくらか無難です。

嗜癖（アディクション）は「孤立の病」[5]であると言われることがあります。そしてアディクションの反対側にあるのがコネクション（繋がり）であるとも言われます。コネクションを回復することによって、アディクションが緩和されていくことがあるのです。

これは、薬物嗜癖やアルコール嗜癖で言われることですが、ゲーム嗜癖のような行動嗜癖についても同じことが言えるのだと思います。

ネットやゲームへの嗜癖が現われてきた時、対応の焦点が「繋がりを取り戻す」ことになることはよくあります。どうやって繋がりを取り戻していくのか、そのことを考えてみたいと思います。

❶機器を取り上げるのはたいてい無意味

「取り上げるのはたいてい無意味」。これは中学校の教員から大学で研究者になった兵庫県立大学の竹内和雄氏の著書[6]にあった名言です。この領域で継続して発言したり本を書いたりしている専門家のほとんどが、ゲームを取り上げることの無意味さ、危険さを強調しています。

健康な繋がりを取り戻すことが、ネットやゲームの使い過ぎへの対応であると

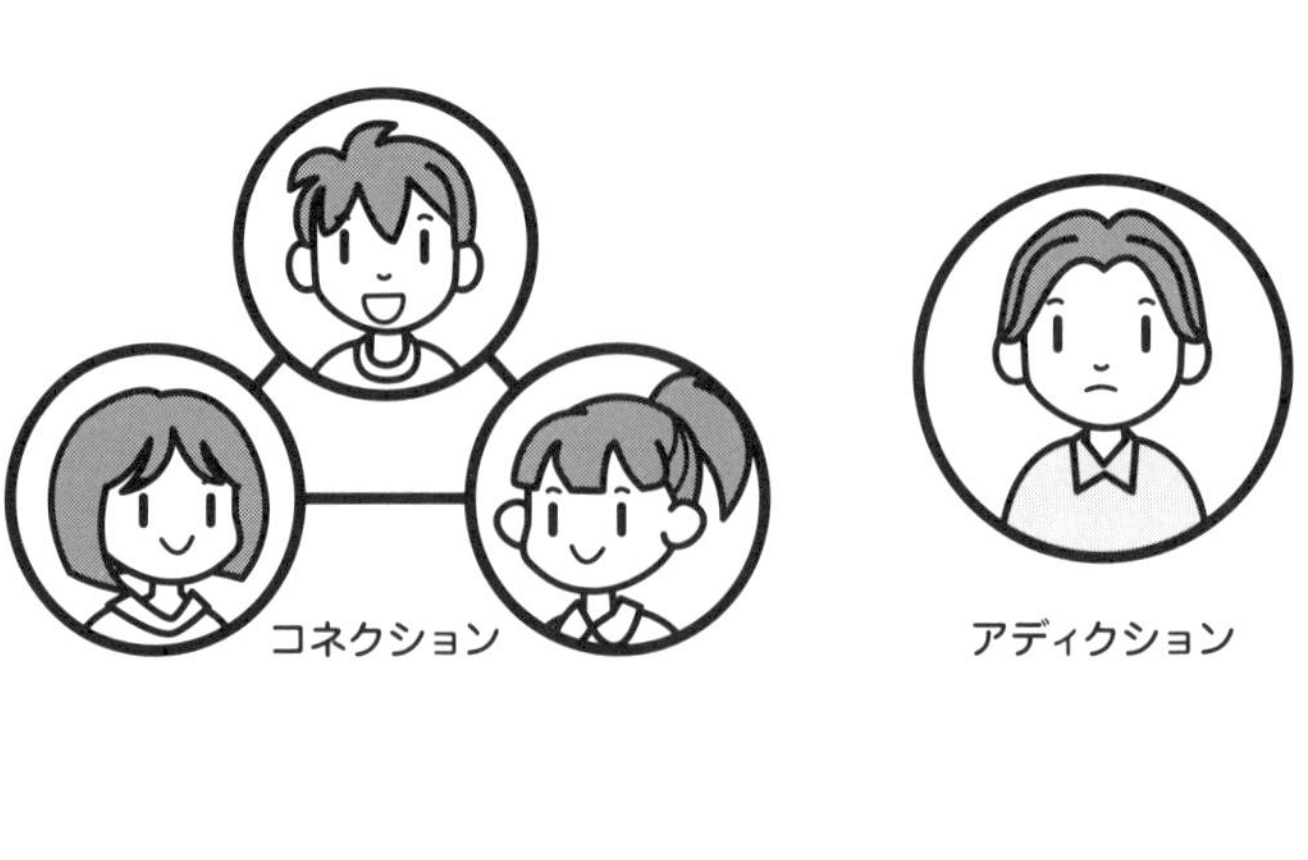

すれば、対立を深めることになる「取り上げる」という対応がうまくいかないのは理解しやすいと思います。スマホやゲーム機を取り上げたり、家の中のWi-Fiやインターネットの接続を急に遮断したりすることで、状況が好転することは極めて稀です。

逆に暴力を誘発したり、家出に繋がってしまったりするリスクは無視できません。成人の例ですが、２０１０年にはインターネット接続の突然の打ち切りが家庭内での殺人、傷害、放火事件に繋がってしまった豊川市一家５人殺傷事件というとても悲しい事件がありました。

ゲームを取り上げれば勉強する、ネットを取り上げれば学校に行くというほど、この問題は単純ではありません。ネットやゲームと距離をとっていくのであれば、それは話し合いと本人の同意に基づくものでなければなかなかうまくいかないのです。そして多くの場合、その話し合いが成立するだけの大人との関係を取り戻すことが、当面の目標になります。

嗜癖は一種の自己治療であるという仮説[7]が提唱され、受け入れられるようになっています。これも主に物質の嗜癖で言われていることですが、ネットやゲームなどの行動への嗜癖でもやはり同じことが言えます。彼らは自らが抱えている苦痛や困難への自己治療として、長時間ネットやゲームを使っているのかもしれません。その大元の苦痛や困難を和らげることなしに、包帯のようなネットやゲームを取り上げることは、大きな苦痛と時には危険を伴うのです。

❷外部の援助を求める

子どものネット、ゲームの問題に最初に気がつくのはほとんどが養育者ですが、家族だけでこの問題に取り組むのはなかなか難しいことでもあります。できれば、早い時期に家族の外に相談相手を確保することが必要です。ハードルは高いかもしれませんが、相談先を見つけ早めに連携して、できるだけ繋がり続けることが問題解決の早道です。

どんな問題が起こっているかによって、相談先の選び方は少し変わってきます。

・不登校に関連する問題がある場合

学校の先生やスクールカウンセラー、教育委員会が設置している教育センターなどの相談窓口が候補になります。

・発達障害や不安やうつなどの問題がある場合

発達障害などに詳しい小児科医や児童精神科医への受診を考えてもよいでしょう。

・反復する触法行為などが見られる場合
触法行為があったり、犯罪の被害にあったりしている場合には、警察の少年相談窓口や、法務少年支援センター（少年鑑別所）、児童相談所などが候補になります。

この種の問題の解決には時間がかかることも多いので、待ちきれなくなって次の相談先に移りたくなることもよくあります。その気持ちはよくわかるのですが、相談先を転々とすることでかえって解決から遠ざかってしまうことは少なくありません。今の相談先に続けて通ってみるのが、多くの場合解決の近道です。

また、本人が電話をしたり、足を運ぶことは難しい場合も多いのですが、相談先によっては最初は家族だけでも大丈夫です。本人が相談に行かなくても問題が改善したり、時には解決することもあります。まずは家族が根気よく相談先に繋がることが重要です。

❸大人の足並みをほどほどにそろえる

問題に取り組む時に重要なのは、関係する大人の足並みをほどほどにそろえておくということです。解決すべき問題の優先順位、ネットやゲームの位置付け、約束に対する態度などが、関係者によってあまりに違っていると、子どもへの支援がなかなかうまくいきません。

両親の間の対立が起こることも珍しくありません。子どもとの話し合いの予行演習のつもりで、両親でしっかりと話し合い、意見をすり合わせておきましょう。それぞれの価値観や人生観が深く関わってくるため、完全に意見が一致することは難しいので、話し合いの中でほどほどにそろってくればそれで十分です。

両親の間の対立が深刻である場合、特にそこに支配や暴力の問題が見え隠れしている場合、ネットやゲームの問題は後回しにした方がよさそうです。外部の支援者との連絡をしっかり保ちながら対応を考えていきましょう。

❹家族との接点の回復

相談先が確保でき、関係する大人の足並みがそろってきたら、本格的に子どもの孤立の問題に取り組んでいきます。

目標は、孤立した状態から、子どもと家族の繋がりを回復することです。

子どもの不登校は、登校しぶりや遅刻、早退の増加などで始まることも多く、そのうちに連続した欠席がパターンとなってきます。不登校がさらにこじれてくると社会的ひきこもりに発展します。家族が外出に誘っても出かけない、同級生や知人に会うのを避けるために外出しない状況になります。この時期にネットを通じた同級生などとの繋がりも失われてしまうことがあります。

さらにこじれてくると、家庭内ひきこもりの状態に陥ります。自室にこもって共有スペースに出てくることを避ける、家族が不在の時や寝ている時だけ、部屋から出てくるなどのパターンです。この状態になると、ひきこもりは長引きやすくなり、生活の質を保つことも難しくなります。

ネットやゲームをめぐる家族内での対立は、不登校の状況をさらに悪化させる後押しをします。学校に行く、行かない、ゲームをする、しないなどで、激しく衝突し続けると、家庭内での人との接点が失われて、「安定したひきこもり状態」に繋がっていきます。

精神科医の斎藤環氏は、一連の状況を「ひきこもりシステム」[8]と呼んでいます。この接点が失われてしまった状況から、一つずつそれを取り戻すことこそが目標になり、嗜癖という名の孤立から、抜け出る道筋になります。

本人と家族との接点を取り戻すステップは、どのようになるのでしょうか。

図⓫　ひきこもりシステム　斎藤（２００４）

通常のシステム
３つのシステムは相互に接しており、互いに影響を及ぼし合って作動を続けている。「接点」とはコミュニケーションのことである。

ひきこもりシステム
３つのシステムは接点を失ってばらばらに乖離し、相互の働きかけはストレスに変換されて、いっそう乖離を促す。

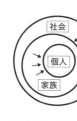

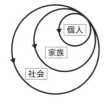

・挨拶する機会はあるでしょうか。

挨拶をしても怒らなかったり、物が壊れたりしないのはよい徴候です。

挨拶を返してくれるようになったら大きな前進です。

・夕食の献立の話はできるでしょうか。

「今日の晩ご飯、カレーがいい？　ハヤシライスがいい？」

この質問ほど、本人にメリットのある問いかけはありません。

この質問にすら答えてくれないようであれば、まだ先の道のりは長いということになりそうです。

・お天気の話やスポーツの話はできるでしょうか。

・ちょっと進んで趣味の話もできるでしょうか。

この時に子どもの最大の関心事がネットやゲームであれば、それを話題にできるとよいかもしれません。お父さんも同じゲームをやってみて攻略法を聞いてみるとか、ゲームの進み具合を教えてもらうとか、ネット上で起こっている最近の出来事なども話題にできそうです。いまはどんな動画がバズって（ＳＮＳで多くの人が取り上げて）いるのでしょうか。

・一緒にゲームがプレイできるでしょうか。

これができれば、接点はかなり戻ってきたということになりそうです。

・ニュースを一緒に見ることができたり、気軽に話題にできるでしょうか。

テレビニュースは時々突然「今日は○○県の高校入試です」とか、とんでもなくセンシティブな話題を放り込んできます。それでも大丈夫だと思えるようになってくれれば、学校について話をしたり、将来の進路や職業についても相談できるようになるかもしれません。

・ネットやゲームの使い方について、相談をしたり約束をしたりすることはできるでしょうか。

よい雰囲気で進路の話ができるようになっていれば、これも可能かもしれません。

このように接点の回復はプロセスです。一足飛びに負荷の大きい関わり方をすることは状況の後退のリスクをともないます。一歩ずつ、傷を広げないようにしながら距離を縮めていきます。

子どもが家に引きこもっている時のネットやゲームへの嗜癖の治療目標は、ネットやゲームの時間を減らすことではありません。目指すのは、ネットやゲームを使っていない時間を増やすことです。

そのためには他の趣味を開発するのがよい方法です。家族と一緒にできる活動であれば、さらによいでしょう。お母さんと魚釣りに行ったり、お父さんと一緒にご飯を作ったり、きょうだいと卓球をしたりすることもおすすめです。

リアルな対人関係を楽しめるようになれば、ネットやゲームの時間は自ずと減ってきます。ちょっとした手伝いを頼めたり、家事の一部を分担してもらえるようになれば、家にいることへの子どもの不安も小さくなってきます。

❺社会との接点の回復

家庭の中にしっかりと居場所ができてきたら、本人にとってハードルの低いところから、外に出かけていくことにチャレンジすることも考えられます。

- ネットを介した人付き合いが続いているのであれば、それが呼び水になるかもしれません。
- 買い物や映画館に行ったりすることは、ハードルの低い社会参加です。
- 小遣いをもらって、足りなければ家事をして稼いで、お買い物に行くのは、よいリハビリテーションです。働いてみたい気持ちを育てるためにも、労働者になる前に消費者になっておくことは、大事なステップになります。
- 学校とどう関わっていけばよいのか、その子が積み重ねてきた学校との付き合いの経緯によって、その答えはさまざまです。その子に似合う、学校や学業との付き合い方を見つけていけるとよいでしょう。

❻就労と自立を目的にしない

ゲームやネットへの嗜癖の問題は、突き詰めていくと最後は、就労や自立についての価値観の問題に行き着きます。また、子どもたちと大人の間には、立場の違いや世代の違いもあり、なかなか埋めにくいギャップが生じてくることも珍しくありません。

ゲームやネットへの嗜癖があったり、引きこもり状態であったりする時、本人や周囲の大人たちが就労を目標にしていると、事態はよりこじれる傾向があります。支援する大人は、就労はあくまでも手段であり、目標ではないことを理解しておく必要があります。

では、就労が最終目標でないなら、何が目標になるのでしょうか。

それはおそらく充実した人生です。就労を通じて、多くはそれによって獲得される賃金を通じて、ひょっとすると買い物による趣味の生活の充実を通じて、人生の質の向上を求めることは悪くない目標です。仕事そのものにやりがいを感じることができれば、それはとても幸運なことですが、現代日本の労働環境の中では必ずしもそうなるわけではありません。子どもや若者はネットからの情報を通じて、大人が思っている以上にそうした状況を知っています。

就労を目的とする場合と就労の継続を目的とする場合では、その気持ちを支える方法も変わってきます。不安や焦り、義務感などを主な動機として、急いで就労に結びつけるような支援は、かえって本人の状態や周囲との関係を悪化させることがあります。「仕事はしてもしなくてもいいけど、仕事をすると人生をより楽しめるかもね」というくらいの立ち位置が、子どもとの繋がりをよい状態に保つためには、ほどよいのかもしれません。

自立もやはりそれ自体が目標にはなりにくいという点で、就労とよく似ています。自立も常に手段であるとして考えておくことが、手堅い子育てに結びつくように思われます。では自立が目標にならないのであれば、何が目標になるのでしょうか。

抽象的な回答ですが、目標は自由な生活ということになるのでしょう。自由に暮らしたいから面倒だけど自立する、というのは悪くない目標の設定です。このためには子ども時代から、多くの選択の機会を持ち、自由の価値を十分に知っておくことがその支えになります。「自分で決めたい」「自分でやりたい」という姿勢は子どもたちの自立心の基礎になります。

大人と相談しながら自分で選ぶこと、成長とともに選択肢が増え、自由に決められる範囲が増えてくること、自由の魅力とともに自由の怖さも十分に知っていることが目標です。子ども時代からの大人の関わりの中で、周囲の大人の時間と気力、体力、経済力などが許す範囲で、子どもが選択する機会を多く用意することが、自立への意思を育てることに繋がると信じてみるのは悪くない賭けだと思います。

また大人になるまでに、世間がそれほど怖くないと知っていること、援助を求めればそれなりに助けが得られるという信頼感が持てることもまた、自立に向けて背中を押してくれます。リアルの世界も、またネットやゲームの世界も、無防備でいると怖いことが起こるけれど、ちょっと知識を持って気をつけていれば、ひどくいやなことや、恐ろしいことは起こらない、そんな世界に対する基本的な信頼感を育てていきたいところです。

身体障害の当事者でもある小児科医の熊谷晋一郎氏[9]は、自立とは依存先を増やすことであるとよくお話しされていますが、これはまさしくその通りであると思います。周囲を頼る方法を知っていること、周囲が助けてくれることにそこそこの確信があること、そして助けを求めることに罪悪感や羞恥心を持ち過ぎないことが、結果としての自立に繋がっていくのかもしれません。

❼家族への支援

本書の前半で、ゲームの歴史とジャンルについて長々と書かれた章[*]がありました。読み飛ばされた方も多いかもしれませんが、実はあれが大事な情報なのです。ゲームやネットへの嗜癖という問題に取り組むには、まず本人がどんなものに興味を持ち、何を求めてゲームやネットの世界に没入しているのかについて、身近にいる人が関心を持ち、想像し、できれば本人に尋ねてみることが入り口になります。

それによって、子どもたちとの距離がほんの少し縮まるかもしれません。これは小さいけれども大きな一歩です。ネットやゲームへの嗜癖に対して大人ができること、その手始めは「知ること」に他なりません。われわれのようなご家族を支援する立場の人間が最初にできることは、家族にとって子どものことがよりよくわかるようにお手伝いすることです。

そのうえで、それぞれの子どもに似合う暮らし方を見つけていくお手伝いをすることが目標になります。子どもを育てている人にとって、世代と立場の違いを超えて、子どもにあった子育ての方法を見つけ、整えていくのはとても難しいことです。その難しさは知識や技術ではなくむしろ感情の領域にあるのでしょう。

*第1章参照。

具体的な対応を相談したり、時には愚痴を言い合ったりしながら、このプロセスに伴走する支援が、支援者には求められています。

こうした意味では専門家の役割はもちろんですが、家族同士の相談、ピアサポート*にも大きな意義があります。専門家は相談は得意ですが、愚痴の聞き役は案外苦手だったりもします。家族同士の交流の場を広げていくことが求められています。

❽対立しない支援を目指して

ネットやゲームに関する問題がより大きな問題の一部として現れている時、いかに子どもと深刻に対立したり、激しく衝突したりすることなく、支援を続けていくのかということが課題になります。ネットやゲームをめぐる問題をきっかけに、家族や周囲の大人との対立が深まることはとても残念なことです。そして対立は、孤立の病でもある嗜癖をますます悪化させてしまいます。

では、対立を避けるために家族はどう振る舞えばよいのか、残念ながらまだ十分に研究がなされていませんが、ネットやゲームへの嗜癖と共通点の多いアルコール嗜癖や、引きこもりの領域で使われて、よい実績をあげているＣＲＡＦＴ[10]*という技法があります。

＊ピアサポート：同じ立場の人同士による援助。近年、教育や精神保健福祉の領域で注目されている。２２５ページ参照。

＊ＣＲＡＦＴ　コミュニティ強化と家族訓練：Community Reinforcement And Family Training

アルコール嗜癖や薬物嗜癖の家族を対象としてアメリカで開発された教育プログラムですが、日本では引きこもりの人の家族への応用が研究されています。『CRAFT ひきこもりの家族支援ワークブック―若者がやる気になるために家族ができること』[11]という本では、深刻な不登校や引きこもり、ネットやゲームの問題を抱える人などに適用した事例が紹介されています。

この本によると引きこもりに対するCRAFTは、

・家族自身の負担を軽減する
・家族関係を改善する
・子どもの相談機関の利用を促進する

という3つの目標を掲げています。家族間の対立を招くことを避け、本人が支援を受ける動機を高めることで、問題の解決に近づく方法です。

行動療法の考え方を背景として、引きこもりに関連するいわゆる問題行動がなぜ起こっているのかを理解すること（機能分析）、ポジティブなコミュニケーションを使えるようになること、家族自身の生活を豊かにすることを通じて、取り組んでいくプログラムです。関心のある方はぜひ一読をお勧めします。

❾不登校の支援をモデルに

児童精神科医の宮脇大先生が、専門誌に「現時点ではゲーム症に従来からの不登校臨床技能を援用すべき」との意見を書いていました。[12] 私もまったく同意見です。ゲーム嗜癖の研究は始まったばかりで、残念ながらめざましい成果はまだあがっていません。そして子どもの深刻なゲームの使い過ぎの問題にはたいていの場合、登校しぶりや不登校の問題が関わっており、問題としてはそちらが主であるのです。しかも不登校への支援には長い年月と研究の積み重ねがあります。大人の場合はともかくとして、子どもの場合、この不登校への支援の経験を活かさない手はありません。

この本でも本章の大半は不登校の子どもを意識しながら、不登校に関する多くの研究の積み重ね[13]をもとに書かれています。不登校については紆余曲折を重ねながら、さまざまな方向から情報を集め、子どもの状態を評価しながら積み重ねてきた歴史、また何よりも子ども自身の価値感を考慮に入れて、それぞれの子どもに合う暮らし方を探していくという支援の方向が、おぼろげながら見えてきています。ネットやゲームへの嗜癖もおおよそ同じことが言えるでしょう。

3 ネット、ゲームへの嗜癖が最優先の課題になった時

関連する他の問題や併存症の問題がないか、それほど大きくない場合、あるいはそうした他の問題がずいぶん改善してきて、それでもまだネットやゲームの問題が大きく残っている場合、どのように支援していくのがよいのでしょうか。

❶変化への動機づけ

ネットやゲームの使い過ぎから直接起こってくる問題が残っていても、本人の気持ちがそれを変えていくことになかなか向かなかったり、変えられないと思い込んでいたりすることもあります。

こうした状況に対して用いることができそうなのが、動機づけ面接[14]という技法です。これもアルコール嗜癖などの問題に対して開発されてきた、多くの研究によって効果が実証されてきた面接法です。ネットやゲームへの嗜癖に対する効果についてはまだ十分な研究がなされていませんが、私は期待の持てる方法ではな

いかと考えています。

この技法では、変わる方向に説得したり説教したりするのでなく、受容的な会話の中で、本人が自ら変化の必要性に気づき実際の行動に繋がることを目指しています。専門的な表現では来談者中心的要素に目標指向的要素が加わった面接スタイルであるとも言われます。

そこで用いられるテクニックは開かれた質問、是認、聞き返し、要約などですが、説得やお説教を避けることも技法の重要な一部となっています。変わることへの不安や抵抗の強い方との面談などでは、こうした面接のスタイルを採用できるとよいのではないかと思います。今後の研究が待たれるところです。

❷ゲーム症治療の到達点

認知行動療法

インターネットゲーム障害の治療法としてもっとも研究が進められているのが認知行動療法です。大人の患者の場合には、認知行動療法を行うことで、ゲーム障害の症状が減少したり、不安やうつの問題が改善するとしている報告[15]があります。ただ、実際にゲームの時間が減少するかどうかは、まだはっきりしていないともされています。また青年期の子どもでは大人の場合よりも効果が小さいことが知られています。

いずれにしても現在は研究のレベルに留まっており、ゲーム嗜癖、ましてやネット嗜癖に対して、それに特化した認知行動療法を受けられる施設は日本にはあまりありません。今後のさらなる研究と施策の展開が待たれるところです。

困っている本人の視点から見ると、こうした治療の基本になるのは、ゲームやネットへの嗜癖についての基礎的な知識を知ること、ネットやゲームをやめようとした時に自分にどのような考えや行動が起きてくるのかを知ること、そしてそれを変えていくための具体的な手立てを考え、実行に移すことです。自分がゲームに何を求めているのかを知ることも役に立つでしょう。

ゲームをやめる動機がしっかり高まっている場合には、アカウントを消す、ゲーム機を売却するなどの方法を決断できることもあります。しかし、子どもの場合などで、ゲームをやめる動機がまだそれほど高まっていない場合には、まず入り口としてゲームをやっている時間を記録することを勧めることがあります。短時間でより効率的にゲームを進める方法なども考えながら、自分に似合うゲームとの付き合い方を考えるきっかけにしたりもします。

グループ療法

従来から、アルコールや薬物の嗜癖の問題に対しては、当事者のグループによる治療が行われてきました。こうした取り組みは自助グループやピアサポートグループなどと呼ばれますが、一部の専門機関では当事者や家族のグループ活動が始まっています。[3]

暮らす場所を変える

ネットやゲームに対して、暮らす場所を変える方法を検討することがあります。短期間、家を離れて別の場所（たとえば、祖父母の家、旅行、キャンプなど）に行って、普段の活動と距離を取る方法です。一部の医療機関ではグループ療法を兼ねた治療キャンプなども行われています。

また、長期間暮らす場所を離れることを検討する場合もあります。これは医療機関への入院や、児童自立支援施設、児童心理治療施設などの福祉施設の利用などです。こうした方法を考える場合、もっとも大切なことは、本人に暮らす場所を変えてみたい、挑戦してみたいという動機があるかという点です。

周囲が強制したり、代わりに高い報酬を提示して暮らしの場所を変えることは、なかなかリスクの高い方法です。それが対立の悪化や別の問題を引き起こすことも多いのです。本人に変化に対する動機がそれなりにあることが、前提条件であると考えてよいでしょう。

ただし、問題の中心が併存する他の問題、特に深刻な暴力や反復的な触法行為である場合には、ネットやゲームへの対応としてではなく、暴力や犯罪の問題への対応として、法律の定めに則って、児童自立支援施設や司法施設（少年鑑別所など）への強制的な入所が検討されることがあります。暴力などの背景に他の精神疾患があると想定される場合には、精神科医療機関への入院が行われることもあります。

一般的には家庭内での対立を減らす方向で取り組んでいけば、暴力の問題は長く続かないことが多いのですが、それでも解決しない場合には、このような方法を検討すべきでしょう。また、中高生の年代で深刻な暴力の問題がある場合、家族が家を離れること、同意があれば本人が家族から離れて暮らすことなどが検討されることもあります。このような場合には専門機関としっかり相談しながら、安全を確保しやすい方法で進めていく必要があります。

入所や入院によって生活の場所が変わった場合にも、問題に取り組んでいく基本的な姿勢は大きくは変わりません。それは孤立から抜け出し人との繋がりを作っていくこと、取り戻していくこと、ネットやゲーム以外の楽しめる活動ややりがいを感じる活動を増やしていくこと、それぞれの子どもに似合う将来の暮らしを思い描いていけるようにしていくことです。暮らす場所がどこになっても目指す方向はやはり同じなのです。

おわりに

ここまでお読みいただき、ありがとうございました。ネットやゲームの世界やその嗜癖に関しては、ネットのあまりの変化の早さのために、研究が追いついておらず、いまだ手探りの部分があまりにも多いことがおわかりいただけたかと思います。

本書では十分な研究データがない部分にもあえて踏み込んで、手堅いと思われる方法を提案するという方法を選んでみました。多少なりとも参考にしていただける部分があるようでしたら幸いです。

この領域のことを考えると、子どもの夢とネットやゲームの関係をどのように考えるのかということが、しばしば頭をよぎります。たとえば、eスポーツについては、どのように考えていけばよいのでしょうか。「eスポーツの選手を目指している」という子どもは少なくありません。

大人から見れば、まだまだ成熟した職業分野には見えず、思わず止めたくなる選択肢です。けれども急成長しているこの分野が、子どもたちが大人になった頃にどんな状況になっているのか、正確に予測できる人は誰もいません。

プロ野球に取って代わるような一大エンターテインメントになっている可能性も低くはないようにも思われます。身体障害のある人たちにも参加しやすいeスポーツは、大きな飛躍の可能性を秘めているようにも見えます。

また、eスポーツの選手になりたいという子どもに出会った時に、一つ考えておかないといけないのは、それが本心ではない可能性です。自分がゲームをする権利を守るために、苦し紛れについた嘘、つかされた嘘が「eスポーツの選手を目指している」であることもあります。これは悲しい状況です。

もちろん心の底からeスポーツの選手になることを目指し、寸暇を惜しんで修練を積み重ね実力を伸ばしている子どももいます。すでにeスポーツの大会で優勝したり上位に入賞したりして賞金を獲得（年齢制限のためにもらい損ねたりすることもありますが）している子どももいます。

このeスポーツの興隆に対して、どのような姿勢をとるかということが、大人の試金石になるのだと思います。子どもに見えている将来の世界を共有できるのか、子どもの夢や希望を尊重することができるのか。そうした課題をつきつけられているようにも感じます。

もちろん今のeスポーツの業界は危なっかしくて見ていられないのも正直なと

ころです。業界の規模の予測の割に期待がふくらみ過ぎていたり、選手たちの同業者団体が弱かったり権利保障がなされていなかったり、挫折したり引退したりした選手のその後の暮らしを思い描きにくいという現状があります。

これが野球や相撲であれば、コーチになったりちゃんこ料理屋を開いたりといった、その後の暮らしのモデルも見えていますが、残念ながらゲームはそうでもありません。ゲームの世界は移り変わりも早いので、野球のように監督や解説者になることも難しいのかもしれません。歴史の浅い業界なので、こうした未解決の問題もまだまだ多いのですが、それも含めて知識を共有しながら子どもたちと一緒に夢を見ることができればと思います。

この他にも「ゲームの開発者になりたい」「ユーチューバーになりたい」「ネットアイドルになりたい」など、いろいろな夢を持っている子どもがいます。こうした子どもたちと、「野球選手になりたい」「将棋の棋士になりたい」「有名な歌手になりたい」という子どもたちとの違いはなんでしょうか。

元サッカー小僧も将棋マニアもゲームおたくも、たとえそれが職業にならなくても、大人になってから、わりと上手に暮らしているようです。ただそのためには、家族や社会からすっかり孤立していないということが、必要なのかもしれません。

大人の立場からは子どもたちに、いろいろなものを好きになってもらいたいと思います。できればずっと続けられる趣味を、できれば仲間のいる趣味を、できれば働く理由になる少しはお金をかけてもいいと思えるような趣味を、できれば身体を動かす趣味を持って欲しいというのは多くの大人の正直な気持ちです。それはたいていの場合、子どもの暮らしの質を高めることにも貢献するのだと思います。

それでもなお、子どもの好みに介入する、嗜好を変えるために働きかけるということについては、いつもかすかに倫理的なためらいを感じます。それは子どもの持っている価値体系に土足で踏み込むことではないのか、特に発達障害といわれるような動機の構造が多数派と少し違う子どもたちにとっては余計なお節介ではないのかなど、いろいろな考えが頭をよぎります。

ネットやゲームを取りまく環境も、COVID‐19の世界的な流行によって大きく変わろうとしています。離れていても繋がれることの価値がこれほど高まった時代はこれまでになかったかもしれません。離れていても勉強できる、離れていても仕事ができる、そして離れていても一緒に遊べることを、これほどありがたく思ったことはありません。

強制的な遠隔授業やリモートワークが拡大し、ICTとの付き合い方の変化が大幅に加速する事態になりました。この状況がおさまったあとも、おそらくはすっかり元の世界に戻ることはないのだろうと思います。予測できない未来に向かって、いまどんなことができるのかを考え続けていきたいと思います。

最後になりましたが、本書を書き上げるにあたってさまざまな刺激を与えていただいた関正樹先生に厚く御礼申し上げます。初めての単著で最初に書いたまとまりのない文章を、根気よくやりとりして形にしてくださった編集部の皆様と事例の提供に同意してくれたわが家の子どもたちに、そして長年にわたってご指導いただき、私と合同出版との縁を繋いでくださった故本城秀次先生に深く感謝申し上げます。

■参考文献

《第1章》

1）総務省、平成30年通信利用動向調査 https://www.soumu.go.jp/menu_news/s-news/02tsushin02_04000062.html

2）内閣府、平成30年度青少年のインターネット利用環境実態調査 https://www8.cao.go.jp/youth/youth-harm/chousa/net-jittai_list.html https://www8.cao.go.jp/youth/youth-harm/chousa/h30/net-jittai/pdf/sokuhou.pdf

3）濱田祥子、金子一史、小倉正義、岡安孝弘（2017）「高校生のインターネットのソーシャルネットワーキングサービス利用とインターネット依存傾向に関する調査報告」明治大学心理社会学研究（13）、91－100

4）大野裕之（2016）https://twitter.com/ono_hiroyuki/status/693759810777387008

《第2章》

1）鈴木智彦（2018）https://twitter.com/yonakiishi/status/1060833993245941761

2）Kovess-Masfety, V. et al. (2016) *Is time spent playing video games associated with mental health, cognitive and social skills in young children?* Soc Psychiatry Psychiatr Epidemiol 51, 19.

《第4章》

1）Chevallier, C., Kohls, G., Troiani, V., Brodkin, E. S. & Schultz, R. T. (2012) *The Social Motivation Theory of Autism.* Trends Cogn Sci 16, 231 239.

2）Association, A. P. (2013) DSM 5.

3）Schalkwyk, G I. van et al. (2017) *Social Media Use, Friendship Quality, and the Moderating Role of Anxiety in Adolescents with Autism Spectrum Disorder.* J Autism Dev Disord 47, 2805–2813.

4）Habitica. https://habitica.com
5）So, R. et al. (2017) *The Prevalence of Internet Addiction Among a Japanese Adolescent Psychiatric Clinic Sample With Autism Spectrum Disorder and/or Attention-Deficit Hyperactivity Disorder: A Cross-Sectional Study.* J Autism Dev Disord 47, 2217–2224.
6）総務省情報通信政策研究所、青少年のインターネット利用と依存傾向に関する調査
7）So, R. et al. (2019) *The 2-Year Course of Internet Addiction Among a Japanese Adolescent Psychiatric Clinic Sample with Autism Spectrum Disorder and/or Attention-Deficit Hyperactivity Disorder.* J Autism Dev Disord 4515–4522 doi : 10.1007/s10803-019-04169-9.

《第５章》

1）総務省「青少年がインターネットを安全に安心して活用するためのリテラシー指標」
2）文部科学省「教育の情報化に関する手引　(令和元年12月)」
https://www.mext.go.jp/a_menu/shotou/zyouhou/detail/mext_00724.html
3）OECD「OECD 生徒の学習到達度調査（ＰＩＳＡ２０１８）」
4）文部科学省「(令和元年度) 学校における携帯電話の取扱い等に関する有識者会議」
5）「「Z世代」について知っておくべき5つのこと　これまでとは全然違う、10代の行動様式」
https://toyokeizai.net/articles/-/89883
6）内閣サイバーセキュリティセンター「(２０１９) インターネットの安全・安心ハンドブック Ver.4.03」
7）Zeng, N. & Gao, Z. (2016) *Exergaming and obesity in youth: current perspectives.* Int J Gen Medicine 9, 275–284.
8）Lanca, C. & Saw, S. (2020) *The association between digital screen time and myopia: A systematic review.* Ophthalmic Physiol Opt 40, 216–229
9）Alimoradi, Z. et al. (2019) *Internet addiction and sleep problems: A systematic review and meta-analysis.* Sleep Med Rev 47, 51–61.

10）Paruthi, S. et al. (2016) *Recommended Amount of Sleep for Pediatric Populations: A Consensus Statement of the American Academy of Sleep Medicine.* J Clin Sleep Medicine Jcsm Official Publ Am Acad Sleep Medicine 12, 785–786
11）日本学校保健会「平成30年度・令和元年度児童生徒の健康状態サーベイランス事業報告書」
12）文部科学省委託調査「青少年を取り巻くメディアと意識・行動に関する調査研究」調査報告書　平成29年３月　https://www.mext.go.jp/a_menu/sports/ikusei/1387816.htm
13）Etchells, P. J., Gage, S. H., Rutherford, A. D. & Munafò, M. R. (2016) *Prospective Investigation of Video Game Use in Children and Subsequent Conduct Disorder and Depression Using Data from the Avon Longitudinal Study of Parents and Children.* Plos One 11, e0147732
14）Kühn, S. et al. (2018) *Does playing violent video games cause aggression? A longitudinal intervention study.* Molecular Psychiatry 24, 1
15）Prescott, A. T., Sargent, J. D. & Hull, J. G. (2018) *Metaanalysis of the relationship between violent video game play and physical aggression over time.* P Natl Acad Sci Usa 115, 9882–9888.
16）Anderson, C. A. et al. (2017) Screen Violence and Youth Behavior. Pediatrics 140, S142–S147.
17）和久田学（２０１９）『学校を変えるいじめの科学』日本評論社
18）中村春香、成田健一「「嗜癖」とは何か　その現代的意義を歴史的経緯から探る」（２０１１）『人文論究』60、37－54
19）Petry, N. M., Zajac, K. & Ginley, M. K. (2018) *Behavioral Addictions as Mental Disorders: To Be or Not To Be?* Annu Rev Clin Psycho 14, 399–423.
20）American Psychiatric Association. 日本精神神経学会日本語版用語監訳（２０１４）「ＤＳＭ－５　精神疾患の診断・統計マニュアル」医学書院
21）ICD-11 (2018). https://icd.who.int/en
22）中山秀紀、樋口進（２０１９）「ゲーム障害の治療」『医学のあゆみ』２７１、５８７－５９０
23）Rumpf, H.-J. et al. (2018) *Including gaming disorder in the ICD-11: The need to do so from a clinical and public health perspective.* J Behav Addict 7, 556–561.

24）Aarseth, E. et al. (2017′ Epub 2016) *Scholars, open debate paper on the World Health Organization ICD-11 Gaming Disorder proposal.* J Behav Addict 6, 1–4.

25）Rooij, A. J. van et al. (2018)*A weak scientific basis for gaming disorder: Let us err on the side of caution.* J Behav Addict 7, 1–9.

26）Mihara, S. & Higuchi, S. (2017) *Cross-sectional and longitudinal epidemiological studies of internet gaming disorder: A systematic review of the literature.* Psychiat Clin Neuros 71, 425–444.

27）Przybylski, A. K., Weinstein, N. & Murayama, K. (2017) *Internet Gaming Disorder: Investigating the Clinical Relevance of a New Phenomenon.* Am J Psychiat 174, 230–236.

28）Chiu, Y.-C., Pan, Y.-C. & Lin, Y.-H. (2018) *Chinese adaptation of the Ten-Item Internet Gaming Disorder Test and prevalence estimate of Internet gaming disorder among adolescents in Taiwan.* J Behav Addict 7, 719–726.

29）Scharkow, M., Festl, R. & Quandt, T. (2014) *Longitudinal patterns of problematic computer game use among adolescents and adults-a 2-year panel study. Addiction* 109, 1910–1917.

30）González-Bueso, V. et al. (2018)*Association between Internet Gaming Disorder or Pathological Video-Game Use and Comorbid Psychopathology: A Comprehensive Review.* Int J Environ Res Pu 15, 668.

31）河邉憲太郎、堀内史枝、上野修一（２０１９）青少年におけるインターネット依存の現状と関連する心理・社会的問題」『精神神経学雑誌』１２１、５４０－５４８

32）館農勝（２０１９）「インターネット依存の新しいかたち　スマートフォン依存（スマホ依存）（特集・インターネット依存の現状と課題）」『精神神経学雑誌』１２１、５４９－５５５

33）河邉憲太郎、堀内史枝、越智麻里奈、岡靖哲、上野修一（２０１７）「青少年におけるインターネット依存の有病率と精神的健康状態との関連」『精神神経学雑誌』１１９、６１３－６２０

34）Mihara, S. et al. (2016) *Internet use and problematic Internet use among adolescents in Japan: A nationwide representative survey.* Addict Behav Reports 4, 58–64.

35）Saunders, J. B. et al. (2017) *Gaming disorder: Its delineation as an important condition for diagnosis, management, and prevention.* J Behav Addict 6, 271–279.

36）Przybylski, A. K. & Weinstein, N. (2019) *Investigating the Motivational and Psychosocial Dynamics of Dysregulated Gaming: Evidence From a Preregistered Cohort Study.* Clinical Psychological Science 7 (6), 1257–1265.
37）Wang, Q., Ren, H., Long, J., Liu, Y. & Liu, T. (2019) *Research progress and debates on gaming disorder.* General Psychiatry 32, e100071.
38）King, D. L. et al. (2019) *Maladaptive player-game relationships in problematic gaming and gaming disorder: A systematic review.* Clin Psychol Rev. 73, 101777.
39）関正樹、菱田智也、吉川徹、高岡健（投稿中）「発達障害におけるインターネット依存度の調査―ゲームジャンルとの関連から」

《第6章》

1）Choi, J., Cho, H., Lee, S., Kim, J. & Park, E.-C. (2018) *Effect of the Online Game Shutdown Policy on Internet Use, Internet Addiction, and Sleeping Hours in Korean Adolescents.* J Adolesc Health 62, 548–555.
2）中室牧子、松岡亮二、乾智彦（2013）「子どもはテレビやゲームの時間を勉強時間とトレードするのか　小学校低学年の子どもの学習時間の決定要因」http://www.rieti.go.jp/jp/publications/nts/13e095.htm
3）田中辰男（2020）「ゲームによる学力低下に閾値はあるか　想起による大規模調査」https://www.glocom.ac.jp/wp-content/uploads/2020/02/GLOCOM_DISCUSSIONPAPER_No.15_2020-001.pdf
4）井出草平（2020）「スマホ・ゲームの家庭でのルールと成績」https://ides.hatenablog.com/entry/2020/02/05/183703
5）WHO (2019) *Guidelines on physical activity, sedentary behaviour and sleep for children under 5 years of age.* https://apps.who.int/iris/handle/10665/311664
6）舞田俊彦 https://twitter.com/tmaita77/status/1131499292978319361
7）国立青少年教育振興機構（2019）「青少年の体験活動等に関する意識調査（平成28年度調査）」https://www.niye.go.jp/kenkyu_houkoku/contents/detail/i/130/

8）総務省、平成30年通信利用動向調査 https://www.soumu.go.jp/menu_news/s-news/02tsushin02_04000062.html

《第７章》

1）今度珠美、稲垣俊介、原克彦（監）、前田康裕（監）（２０１９）『スマホ世代の子どものための情報活用能力を育む　情報モラル教育の授業２・０』日本標準

2）笹原和俊（２０１２）『フェイクニュースを科学する　拡散するデマ、陰謀論、プロパガンダのしくみ（ＤＯＪＩＮ選書）』化学同人

3）スクリーンタイム　https://support.apple.com/ja-jp/HT208982

4）みまもり Switch　https://www.nintendo.co.jp/hardware/switch/parentalcontrols/index.html

5）ＡＦＰ（２０１９）「ひよこ育てて脱スマホ　インドネシアで「チキナイゼーション」計画始動」（２０１９・11・13）　https://www.afpbb.com/articles/-/3256183

6）絵本館（２０１９）ポスター「子どもを本好きにするには…」

7）内閣府「青少年のインターネット利用環境実態調査」https://www8.cao.go.jp/youth/youth-harm/chousa/net-jittai_list.html

《第８章》

1）Bonnaire, C., Liddle, H. A., Har, A., Nielsen, P. & Phan, O. (2019) *Why and how to include parents in the treatment of adolescents presenting Internet gaming disorder?* Journal of Behavioral Addictions 8 (2), 201–212.

《第９章》

1）Király, O. et al. (2017) *Validation of the Ten-Item Internet Gaming Disorder Test (IGDT-10)and evaluation of the nine DSM-5 Internet Gaming Disorder criteria.* Addict Behav 64, 253–260.

２）YOUNG, K. S. (1998) *Internet Addiction: The Emergence of a New Clinical Disorder.* Cyberpsychol Behavior 1 (3), 237–244.
３）樋口進（２０１８）『ネット依存・ゲーム依存がよくわかる本』講談社
４）内閣府（２０１６）「若者の生活に関する調査」https://www8.cao.go.jp/youth/kenkyu/life/h27/index.html
５）松本俊彦（２０１８）『薬物依存症（シリーズ ケアを考える）』（ちくま新書）筑摩書房
６）竹内和雄（２０１４）『スマホチルドレン対応マニュアル 「依存」「炎上」これで防ぐ！』（中公新書）
７）エドワード・Ｊ・カンツィアン、マーク・Ｊ・アルバニーズ（２０１３）『人はなぜ依存症になるのか 自己治療としてのアディクション』星和書店
８）斎藤環（２００２）『「ひきこもり」救出マニュアル』ＰＨＰ研究所
９）熊谷晋一郎（２０１７）「当事者の立場から考える自立とは（特集 相模原事件が私たちに問うもの）」『精神医療』第４次、86、80－85
10）Smith, J. E. & Meyers, R. J. *Motivating Substance Abusers to Enter Treatment: Working with Family Members.* The Guilford Press.
11）境泉洋＆野中俊介（２０１６）『CRAFT ひきこもりの家族支援ワークブック―若者がやる気になるために家族ができること』金剛出版
12）宮脇大「ゲーム症 Gaming Disorder（特集 ＩＣＤ－11）」『児童青年精神医学とその近接領域』61 (1)、41－54
13）齊藤万比古編（２００７）『不登校対応ガイドブック』中山書店
14）ウイリアム・Ｒ・ミラー、ステファン・ロルニック著、原井宏明 監修・翻訳（２０１９）『動機づけ面接〈第３版〉』星和書店
15）Stevens, M. W. R., King, D. L., Dorstyn, D. & Delfabbro, P. H. (2019) *Cognitive–behavioral therapy for Internet gaming disorder: A systematic review and meta – analysis.* Clin Psychol Psychother 26 (1), 191–203.

⊡ シリーズ監修者

齊藤万比古（さいとう・かずひこ）

1979 年 7 月国立国府台病院児童精神科。2003 年 4 月国立精神・神経センター精神保健研究所児童・思春期精神保健部長。2006 年 5 月国立精神・神経センター国府台病院リハビリテーション部長。2010 年 4 月独立行政法人国立国際医療研究センター国府台病院精神科部門診療部長。2013 年 4 月母子愛育会総合母子保健センター愛育病院小児精神保健科部長。日本児童青年精神医学会理事長、日本精神神経学会代議員、日本思春期青年期精神医学会運営委員。

専門は児童思春期の精神医学。長年、不登校・ひきこもりに関する臨床と研究に取り組んでいる。

編著書に『ひきこもり・不登校から抜け出す！』（日東書院　2013）、『素行障害—診断と治療のガイドライン』（金剛出版　2013）、『子どもの心の診療シリーズ１～８』（中山書店　2008 ～ 2011）、監訳書に『児童青年精神医学大事典』（西村書店　2012）など多数。

市川宏伸（いちかわ・ひろのぶ）

東京大学大学院薬学研究科修士課程修了、北海道大学医学部卒業。東京医科歯科大学神経精神科を経て、1982 年より東京梅ヶ丘病院に勤務。1998 年より同病院副院長、2003 年より同病院院長となり、2010 年より東京都立小児総合医療センター顧問。日本児童青年精神医学会監事。専門は児童精神医学、発達障害。

編著書に『発達障害—早めの気づきとその対応』（中外医学社　2012）、『AD/HD のすべてがわかる本』（講談社　2006）、『広汎性発達障害の子どもと医療』（かもがわ出版　2004）、『子どもの心の病気がわかる本』（講談社　2004）など多数。

本城秀次（ほんじょう・しゅうじ）

名古屋大学医学部精神医学教室助手、名古屋大学教育学部助教授を経て、名古屋大学発達心理精神科学教育研究センター児童精神医学分野教授。医学博士。日本児童青年精神医学会常務理事、日本乳幼児医学・心理学会理事長、愛知児童青年精神医学会理事長。2018 年逝去。

専門は児童・青年精神医学。とりわけ、登校拒否、家庭内暴力、あるいは、強迫性障害、摂食障害など、神経症的問題に対して臨床的、心理療法的研究を行っている。

著訳書に『今日の児童精神科治療』（金剛出版　1996）、『乳幼児精神医学入門』（みすず書房　2011）、『子どもの発達と情緒の障害』（監修 岩崎学術出版社　2009）、コフート『自己の治癒』『自己の修復』（みすず書房　1995）ほか多数。

[著者紹介]

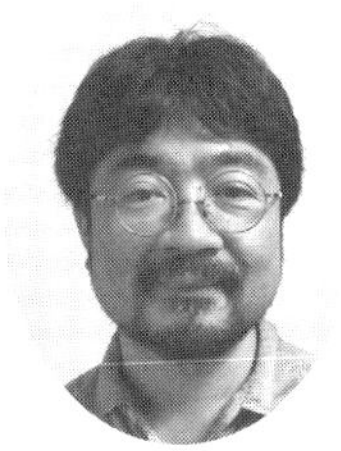

吉川徹（よしかわ・とおる）

児童精神科医。

愛知県医療療育総合センター中央病院子どものこころ科（児童精神科）部長。あいち発達障害者支援センター副センター長などを兼務。

専門分野は児童青年精神医学。

子どものこころ専門医、日本精神神経学会、専門医・指導医、日本自閉症スペクトラム学会、常任理事、日本青年期精神療法学会、理事、日本児童青年精神医学会代議員、認定医、NPO 法人日本ペアレント・メンター研究会、副理事長　ほか

編著書に『子どもの発達と情緒の障害』（岩崎学術出版社）、『ペアレント・メンター入門講座　発達障害の子どもをもつ親が行なう親支援』（学苑社）、『ペアレント・メンター活動ハンドブック：親と地域でつながる支援』（学苑社）などがある。

@afcp_01

■組版　GALLAP
■装幀　根本真路
■装画　祖敷大輔
■挿絵　べに山べに子

子どものこころの発達を知るシリーズ ⑩

ゲーム・ネットの世界から離れられない子どもたち
子どもが社会から孤立しないために

2021 年 2 月 10 日　第 1 刷発行
2023 年 5 月 10 日　第 6 刷発行

監修者　齊藤万比古 ＋ 市川宏伸 ＋ 本城秀次
著　者　吉川　徹
発行者　坂上美樹
発行所　合同出版株式会社
東京都小金井市関野町 1-6-10
郵便番号　184-0001
電話 042（401）2930
振替 00180-9-65422
ホームページ　https://www.godo-shuppan.co.jp/
印刷・製本　株式会社シナノ

■刊行図書リストを無料進呈いたします。
■落丁・乱丁の際はお取り換えいたします。

本書を無断で複写・転訳載することは、法律で認められている場合を除き、著作権及び出版社の権利の侵害になりますので、その場合にはあらかじめ小社宛てに許諾を求めてください。

ISBN978-4-7726-1153-4　NDC 370　210 × 148
© Toru Yoshikawa, 2021